Ausbildungsnachweis Altenpflegehilfe

Tätigkeitsnachweis für die praktische Ausbildung

von Heidi Fahlbusch

2., aktualisierte Auflage

Dr. Felix Büchner – Handwerk und Technik – Hamburg

Inhalt

Persönliche Angaben der Auszubildenden/des Auszubildenden 3
Kennenlernen der Praktikumsstelle 4
Grundpflege 6
Behandlungspflege 19
Spezielle Pflegesituationen 25
Hauswirtschaftliche Versorgung 30
Hygiene/Arbeitsschutz/Erste Hilfe 32
Tagesgestaltung 38
Dokumentation und Pflegeplanung 40
Nachweis über die Ausbildungszeiten im theoretischen und praktischen Bereich 42
Hinweise zur Notenfindung im Bereich „Praktische Ausbildung“ 44
Praktikumsbeurteilung 45
Informationsübergabe für die Praktikumsbetreuung und Leistungsüberprüfung in der Praxis durch den Praxisanleiter/-in 55
Leistungsüberprüfung in der Praxis durch einen Fachlehrer/-in der ausbildenden Schule 65
Praktikumsaufträge/Abschlussbericht 75
Bescheinigung der Pflegeeinrichtungen 87
Kurzeinschätzung des Ausbildungsverlaufes 88

ISBN 978-3-582-46326-5 Best.-Nr. 46326

Verlag Dr. Felix Büchner – Handwerk und Technik GmbH,
Lademannbogen 135, 22339 Hamburg; Postfach 63 05 00, 22331 Hamburg – 2017
E-Mail: info@handwerk-technik.de – Internet: www.handwerk-technik.de

Umschlagmotive: iStockphoto, Berlin: ©Silvia Jansen (links); Fotolia Deutschland, Berlin, www.fotolia.de:, ©openlens (rechts oben), ©Gina Sanders (rechts unten)

Satz und Layout: PER Medien+Marketing GmbH, 38102 Braunschweig
Druck: Brüder Glöckler GmbH, 2752 Wöllersdorf
Illustrationen: Dipl. Biol. Scott Krausen, Mönchengladbach

Tätigkeitsnachweis für die praktische Ausbildung zur Altenpflegehelferin/zum Altenpflegehelfer

Persönliche Angaben der Auszubildenden/des Auszubildenden	
Name, Vorname: ______ Geburtsdatum: ______ Anschrift: ______ ______ Telefonnummer: ______	Mein Bild

Ausbildungszeitraum von … bis …

Angaben zur theoretischen Ausbildung	
Schule	
• Name und Anschrift der Schule	
• Telefonnummer	
• Klassenlehrerin/Klassenlehrer	

Angaben zur praktischen Ausbildung	
1. Praktikumsstelle	
• Name der Einrichtung	
• Anschrift	
• Telefonnummer	
• Name der Praxisanleiterin/des Praxisanleiters	
2. Praktikumsstelle	
• Name der Einrichtung	
• Anschrift	
• Telefonnummer	
• Name der Praxisanleiterin/des Praxisanleiters	

Kennenlernen der Praktikumsstelle		
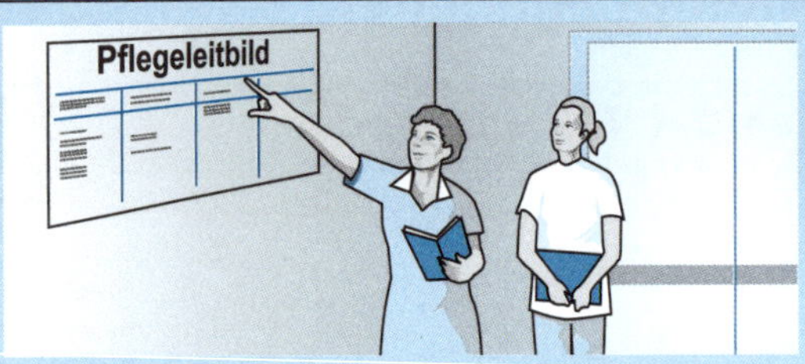	**Stationäre Pflegeeinrichtung** **Unterschrift Praxisanleiterin/ Praxisanleiter Datum**	**Ambulante Pflegeeinrichtung** **Unterschrift Praxisanleiterin/ Praxisanleiter Datum**
Organisation, Struktur und Konzeption der Pflegeeinrichtung hinsichtlich		
• Träger der Einrichtung		
• Pflegeleitbild		
• Heim- und Pflegedienstleitung		
• Wohnbereichsleitung		
• Praxisanleitung		
• Anzahl der Mitarbeiter im Pflegeteam		
• Anzahl der zu betreuenden Bewohner/ Pflegekunden		
• Kooperation mit anderen Berufsgruppen im therapeutischen Team		
•		
•		
•		
•		
Arbeitsabläufe		
• Dienstplan		
• Pausenzeiten		
• Verhalten im Krankheitsfall		
• Arbeitsabläufe im Früh-/Spätdienst		
• Tourenplanung *(ambulante Pflegeeinrichtung)*		
•		
•		
•		

Ausbildungsnachweis Altenpflegehilfe ISBN 978-3-582-46326-5 handwerk-technik.de

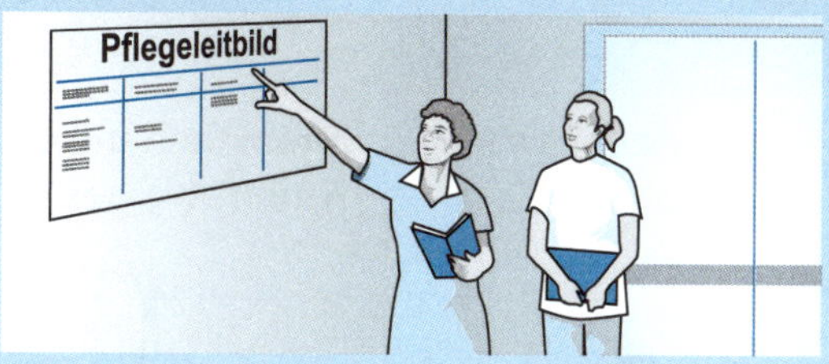	**Stationäre Pflegeeinrichtung** **Unterschrift Praxisanleiterin/ Praxisanleiter Datum**	**Ambulante Pflegeeinrichtung** **Unterschrift Praxisanleiterin/ Praxisanleiter Datum**
Arbeits- und Brandschutz/Hygiene		
• Brandschutz/Fluchtwege		
• Dienstkleidung		
• Persönliche Hygiene		
•		
•		
•		
Räumlichkeiten		
• Dienstzimmer, Büro *(ambulante Pflegeeinrichtung)*		
• Aufenthaltsräume Personal		
• Bewohnerzimmer bzw. eigene Häuslichkeit		
• Umkleideräume		
• Räume in stationären Einrichtungen (Küche, Speisesaal, Wäscherei, Werkstatt, Aufenthalts-, Therapieräume, Bäder, Lager-, Abstell- , Geräte- , Fäkalienräume)		
•		
•		
•		

Grundpflege			
	Schule 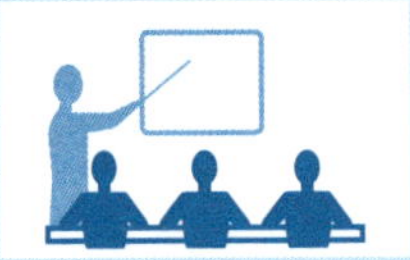	gesehen und assistiert 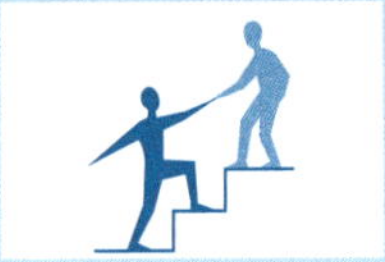	mehrfach unter Anleitung geübt 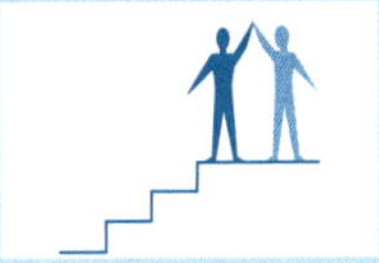
Betten			
• Bedienen eines Pflegebetts			
• Herrichten eines leeren Betts			
• Betten von der Seite			
– einschl. Wäschewechsel bei Bedarf			
• Betten von oben nach unten			
– einschl. Wäschewechsel bei Bedarf			
Körperpflege			
• Unterstützung oder Vollübernahme der Teil-/Ganzkörperwäsche am Waschbecken			
• Unterstützung oder Vollübernahme der Teil-/Ganzkörperwäsche im Bett			
• Besonderheiten bei der Intimpflege			
• Unterstützung beim Duschen			
• Unterstützung beim Vollbad			
• Basal stimulierende Körperwaschung			
– Belebende Körperwaschung			
– Beruhigende Körperwaschung			
• Hautpflege			
– Beobachtung der Haut und Schleimhaut in Bezug auf Farbe, Spannung und Durchblutung			
• Haarwäsche			
– im Bett			
– in der Dusche/Wanne			

	Schule 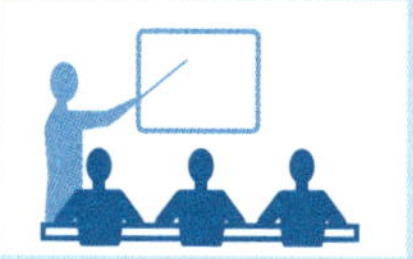	gesehen und assistiert 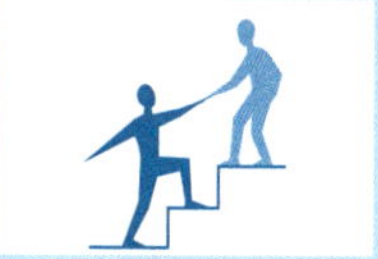	mehrfach unter Anleitung geübt 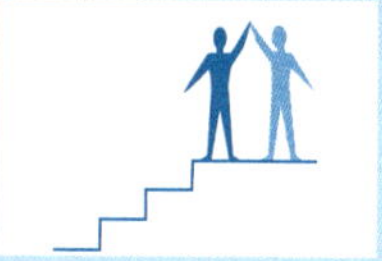
• Haarpflege			
• Bartpflege/Rasur			
• Mundpflege			
– Mundspülung/Sticks			
– Zahnpflege			
– Zahnprothesenpflege			
– Lippenpflege			
• Nagelpflege			
• Augenpflege			
– einschl. Putzen der Brille			
• Nasenpflege			
• Ohrenpflege			
• Hilfestellung beim An- und Auskleiden			
– bei Bedarf Unterstützung bei der Auswahl der Kleidung			
– Nutzung von Anziehhilfen			
•			
•			
Mobilisation und Transfer			
• Beobachten der körperlichen Mobilität			
– Lage im Bett			
– Gangbild			
– Körperhaltung			

	Schule 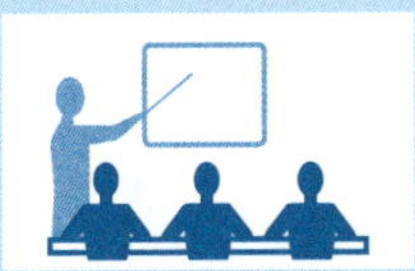	gesehen und assistiert 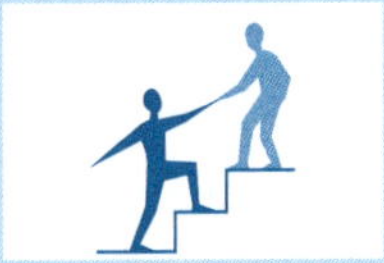	mehrfach unter Anleitung geübt 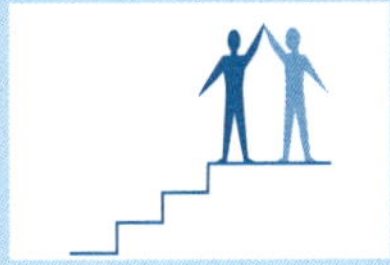
Mobilisation und Transfer			
• Bewegungsübungen im Bett			
– aktive Bewegungsübungen			
– passive Bewegungsübungen			
–			
–			
• Transfer im Bett			
• Aufsetzen im Bett			
• Sitzen an der Bettkante			
• Transfer in den			
– Rollstuhl			
– Stuhl			
– Sessel			
–			
• Einsatz von Hilfsmitteln zur Mobilisation, z. B.			
– Rollstuhl			
– Rollator			
– Gehstützen			
– Lifter			
– Rutschbrett/Gleitmatte			
–			
–			

 Ausbildungsnachweis Altenpflegehilfe ISBN 978-3-582-46326-5 handwerk-technik.de

	Schule 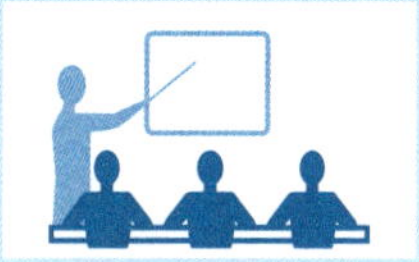	gesehen und assistiert 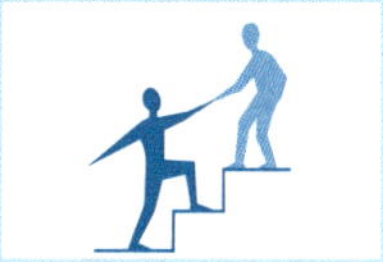	mehrfach unter Anleitung geübt 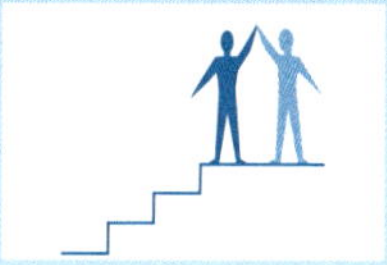
• Gehübungen			
–			
–			
–			
• Grundsätze der Kinästhetik bei der Mobilisation und beim Transfer anwenden			
Lagerungsarten und Lagerungshilfsmittel			
• allgemeine Lagerungsmöglichkeiten			
– Flachlagerung/Rückenlage			
– Bauchlagerung			
– Beinhochlagerung			
– Beintieflagerung			
– Oberkörperhochlagerung			
– Herzbettlagerung			
–			
• druckentlastende Lagerungen im Rahmen der Dekubitusprophylaxe			
– 30° Lagerung			
– 135° Lagerung			
– Weichlagerung			
– Frei- oder Hohllagerung			
– Mikrolagerung			
–			

	Schule 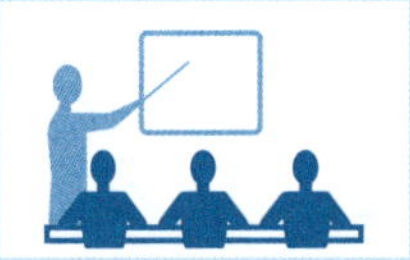	gesehen und assistiert 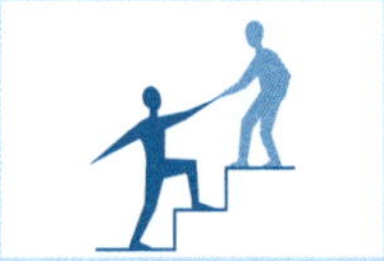	mehrfach unter Anleitung geübt 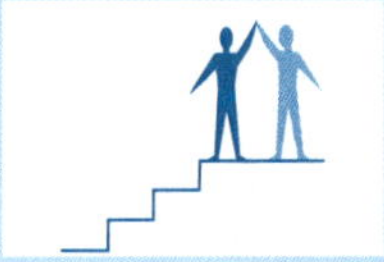
Lagerungsarten und Lagerungshilfsmittel			
• atemerleichternde Lagerungen			
– V-Lagerung			
– A-Lagerung			
– T-Lagerung			
– I-Lagerung			
– Dreh-Dehn-Lagerung			
– Halbmondlagerung			
– 90° Lagerung			
– Kutschersitz			
– Reitersitz			
– Oberkörperhochlagerung			
• individuelle Bewegungspläne konsequent mit umsetzen			
–			
• Lagerungshilfsmittel			
– Wechseldruckmatratze			
– Lagerungskissen			
– Rollen			
– Gleitmatten			
–			
–			
–			

Ausbildungsnachweis Altenpflegehilfe ISBN 978-3-582-46326-5 handwerk-technik.de

	Schule 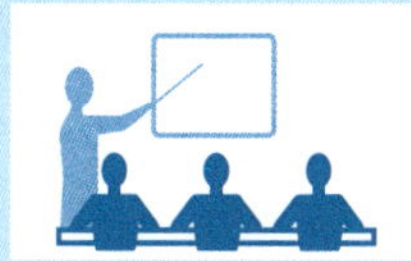	gesehen und assistiert 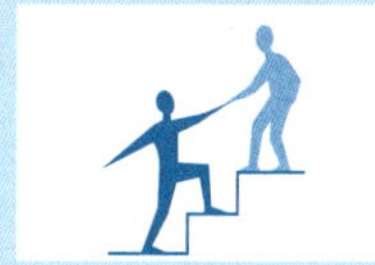	mehrfach unter Anleitung geübt 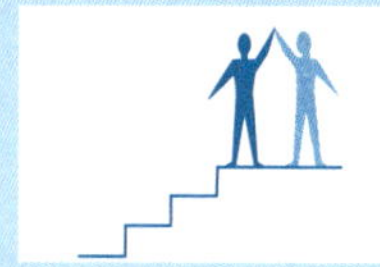
Prophylaxen			
• Dekubitusprophylaxe			
– sorgfältige Hautpflege			
– Druckentlastung durch entsprechende Lagerung und Lagerungshilfsmittel			
– Mobilisation			
–			
–			
–			
• Pneumonieprophylaxe			
– Frischluftzufuhr			
– Atemgymnastik/Mobilisation			
– Atemstimulierende Einreibung			
–			
–			
–			
• Thromboseprophylaxe			
– Mobilisation und Lagerung			
– Kompressionsverbände/-strümpfe			
– ausreichende Trinkmenge			
–			
–			
–			

	Schule 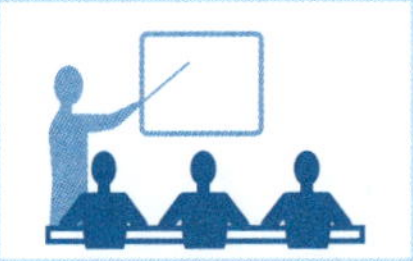	gesehen und assistiert 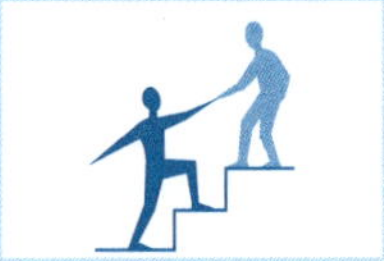	mehrfach unter Anleitung geübt 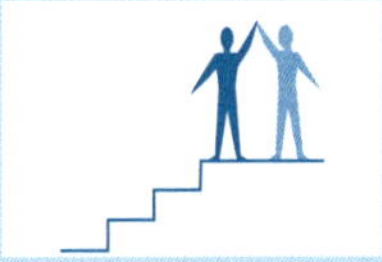
Prophylaxen			
• Kontrakturenprophylaxe			
– Mobilisation			
– Bewegungsübungen			
– Lagerung			
–			
–			
• Exsikkoseprophylaxe			
– ausreichende Trinkmenge			
– Obst- und Gemüseanteil in der Ernährung erhöhen			
– Trinkpläne/Bilanzbögen führen			
–			
–			
• Sturzprophylaxe			
– Sturzrisiko erfassen			
– Mobilisation			
– Wohnraumanpassung			
– Hüftprotektoren			
– geeignetes Schuhwerk			
–			
–			

 Ausbildungsnachweis Altenpflegehilfe ISBN 978-3-582-46326-5 handwerk-technik.de

	Schule 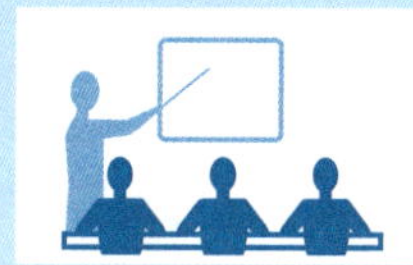	gesehen und assistiert 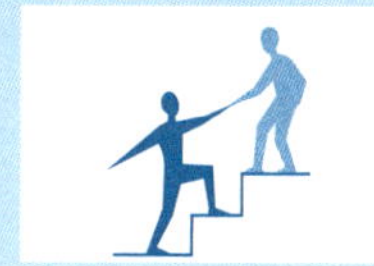	mehrfach unter Anleitung geübt 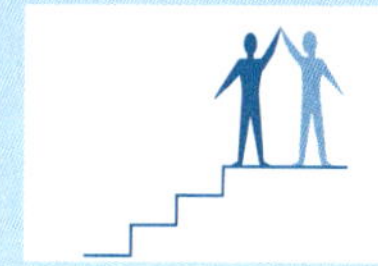
• Obstipationsprophylaxe			
– gesunde, abwechslungsreiche Ernährung			
– ausreichende Trinkmenge			
– Bewegung			
–			
–			
–			
• Intertrigoprophylaxe			
– gründliches Abtrocknen nach der Körperpflege			
– Trockenhalten der gefährdeten Hautareale			
–			
–			
–			
• Zystitisprophylaxe			
– gründliche Intimpflege/Katheterpflege			
– regelmäßiger Wechsel des Inkontinenzmaterials			
– ausreichende Trinkmenge			
–			
–			
–			

	Schule 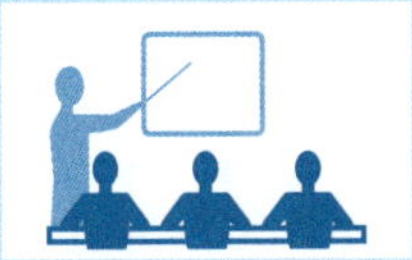	gesehen und assistiert 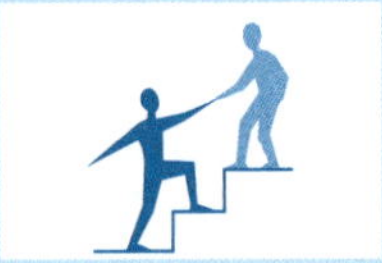	mehrfach unter Anleitung geübt 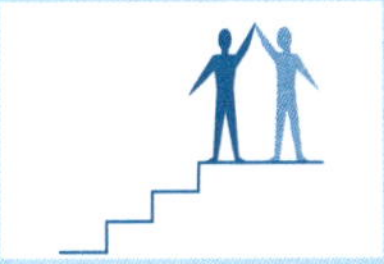
Prophylaxen			
• Parotitis-, Stomatitis- und Soorprophylaxe			
– gründliche Mundhygiene			
– Anregung des Speichelflusses			
– ausreichende Trinkmenge			
– Lippenpflege			
–			
–			
Nahrungs- und Flüssigkeitsaufnahme			
• Hilfestellung bei der Nahrungs- und Flüssigkeitsaufnahme unter Beachtung der Besonderheiten bei Schluckstörungen			
–			
–			
• Einsatz von Hilfsmitteln			
– Kleidungsschutz			
– Spezialbesteck, -geschirr			
– Schnabelbecher, -tasse, Trinkhalm			
–			
–			
• Beachtung von Ernährungs- und Essgewohnheiten			
–			
–			

Ausbildungsnachweis Altenpflegehilfe ISBN 978-3-582-46326-5 handwerk-technik.de

	Schule 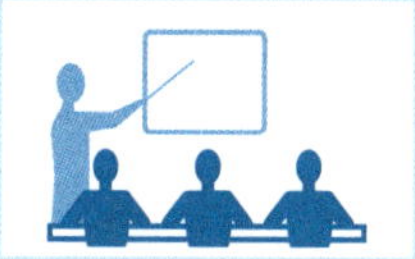	**gesehen und assistiert** 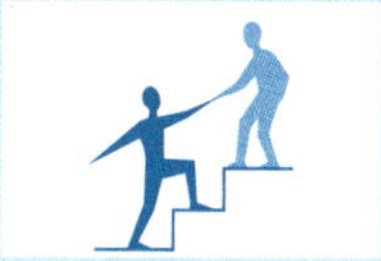	**mehrfach unter Anleitung geübt** 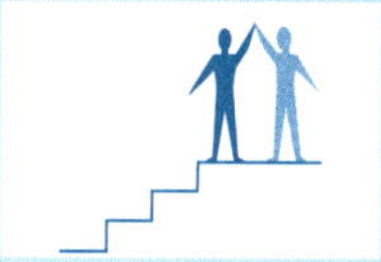
• Überblick Kostformen			
– Vollkost			
– Schonkost			
– passierte Kost			
– kalorienreduzierte Kost			
– kalorienreiche Kost			
– Diabeteskost			
– natriumarme Kost			
– Sondenkost			
– vegetarische Kost			
–			
–			
• Dokumentation der Einfuhr in den Trinkplänen/Bilanzierungsbögen			
–			
–			
–			
• Beurteilung des Ernährungszustandes			
– Ermittlung von Körpergröße und Körpergewicht			
– Errechnen des BMI (Body-Mass-Index) und Einschätzung der Werte			
–			
–			

	Schule 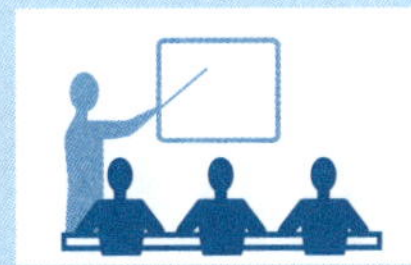	gesehen und assistiert 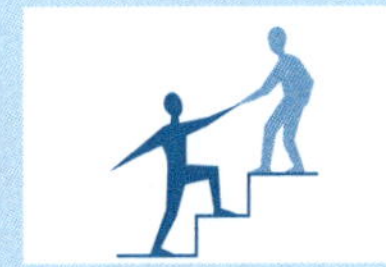	mehrfach unter Anleitung geübt 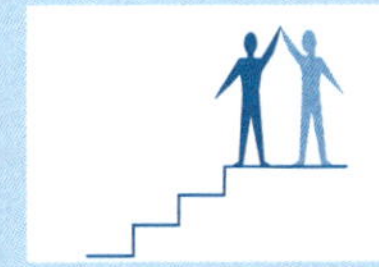
Ausscheiden/Umgang mit Ausscheidungen			
• Unterstützung bei der Ausscheidung			
– Begleitung zur Toilette			
– Transfer zum Toilettenstuhl			
– Nutzung von Hilfsmitteln, wie Steckbecken und Urinflasche			
–			
–			
– Wahrung der Intimsphäre			
• Pflege bei Inkontinenz			
– Inkontinenzhilfsmittel			
– Toilettentraining			
– Hautpflege			
–			
–			
–			
– Wahrung der Intimsphäre			
• Versorgung bei Stomaanlage (Enterostoma)			
– Versorgungssysteme kennen und anwenden			
–			
–			
– Wahrung der Intimsphäre			

Ausbildungsnachweis Altenpflegehilfe ISBN 978-3-582-46326-5 handwerk-technik.de

	Schule 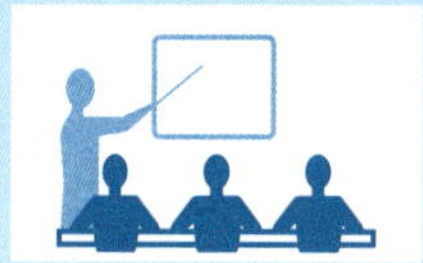	gesehen und assistiert 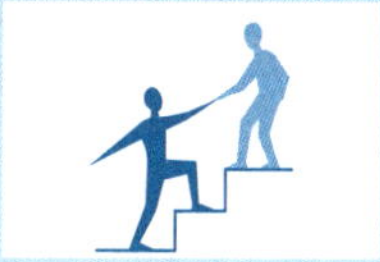	mehrfach unter Anleitung geübt 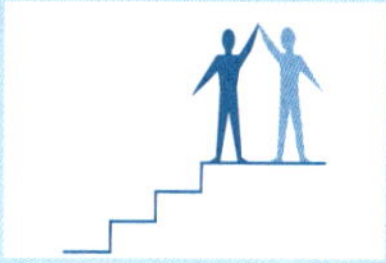
• Urin			
– Beurteilung und Dokumentation			
○ Menge			
○ Farbe			
○ Geruch			
○ Beimengungen			
○			
○			
○			
○			
• Stuhl			
– Beurteilung und Dokumentation			
○ Menge			
○ Farbe			
○ Geruch			
○ Konsistenz			
○ Beimengungen			
○ Häufigkeit			
○			
○			
○			

	Schule 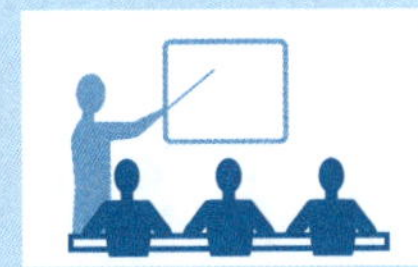	gesehen und assistiert 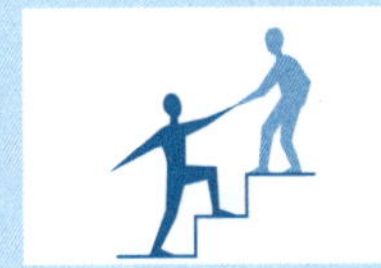	mehrfach unter Anleitung geübt 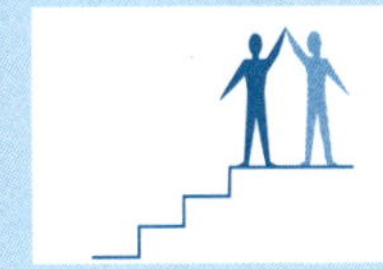
Ausscheiden/Umgang mit Ausscheidungen			
• Erbrechen			
– Beurteilung und Dokumentation			
○ Menge			
○ Farbe			
○ Beimengungen			
○ Häufigkeit			
○			
○			
• Schweiß			
– Beurteilung und Dokumentation			
○ Geruch			
○ kalter/warmer Schweiß			
○ Menge			
○			
○			
• Ausfluss (Fluor)			
– Beurteilung und Dokumentation			
○ Farbe			
○ Konsistenz			
○			
○			

Ausbildungsnachweis Altenpflegehilfe ISBN 978-3-582-46326-5 handwerk-technik.de

Behandlungspflege			
	Schule 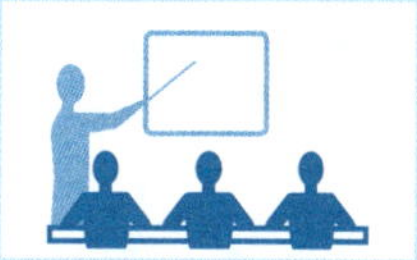	**gesehen und assistiert** 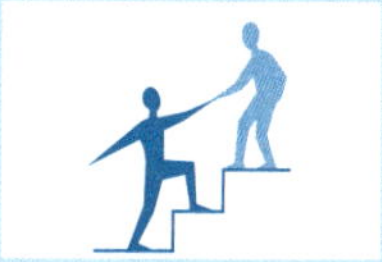	**mehrfach unter Anleitung geübt** 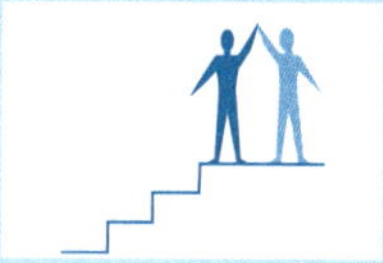
Vitalzeichenkontrolle			
• Puls			
– Palpationsstellen			
◦ A. radialis			
◦ A. carotis			
◦ A. femoralis			
◦			
◦			
– Ermittlung, Beurteilung und Dokumentation			
◦ Pulsfrequenz			
◦ Pulsrhythmus			
◦ Pulsqualität			
– Informationsweitergabe			
–			
–			
• Blutdruck			
– Blutdruckmessung			
– gängige Blutdruckmessgeräte kennen und anwenden können			
– Beurteilung und Dokumentation der Werte			
– Informationsweitergabe			
–			
–			

	Schule 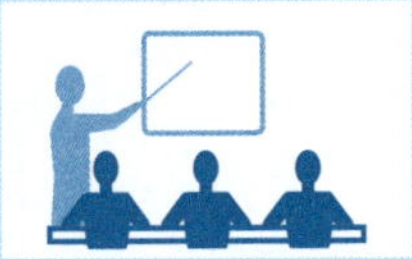	gesehen und assistiert 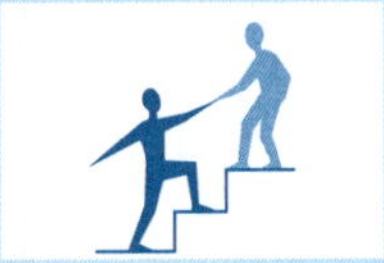	mehrfach unter Anleitung geübt 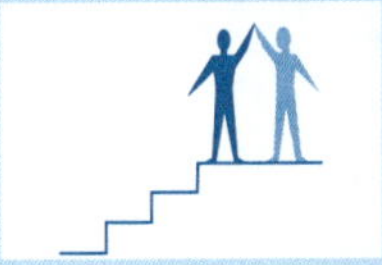
Vitalzeichenkontrolle			
• Atmung			
– Ermittlung, Beurteilung und Dokumentation			
∘ Atemfrequenz			
∘ Atemrhythmus			
∘ Atemtiefe			
∘ Atemgeräusche			
∘			
– Informationsweitergabe			
–			
–			
–			
• Körpertemperatur			
– Ermittlung, Beurteilung und Dokumentation			
∘ axillare Messung			
∘ rektale Messung			
∘ aurikuläre Messung			
∘			
– Informationsweitergabe			
–			
–			
–			

Ausbildungsnachweis Altenpflegehilfe ISBN 978-3-582-46326-5 handwerk-technik.de

	Schule 	gesehen und assistiert 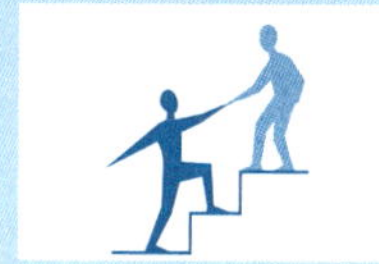	mehrfach unter Anleitung geübt 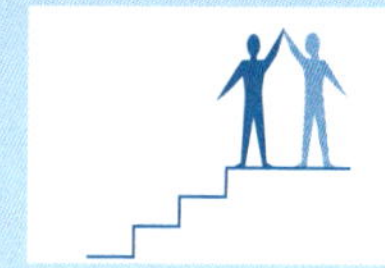
• Beurteilung der Bewusstseinslage			
– Somnolenz			
– Sopor			
– Bewusstlosigkeit			
– akute Verwirrtheitszustände			
– Informationsweitergabe			
–			
Blutzuckermessung			
• Blutzuckermessung			
– Ermittlung, Einschätzung und Dokumentation der Werte			
– Informationsweitergabe			
–			
–			
–			
Umgang mit Medikamenten und deren Verabreichung			
• Grundlagen der Arzneimitteltherapie			
– Überblick über Arzneiformen			
– Überblick über Applikationsarten			
– Lagerung von Arzneimitteln in Pflegeeinrichtungen und im häuslichen Bereich			
– Assistenz bei der Verabreichung von Arzneimitteln			
–			
–			

	Schule 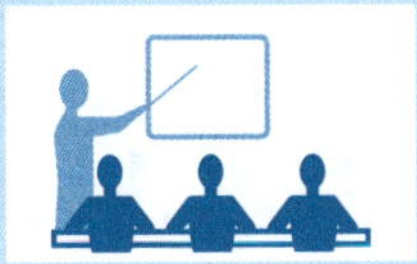	gesehen und assistiert 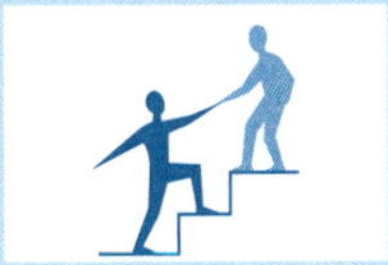	mehrfach unter Anleitung geübt 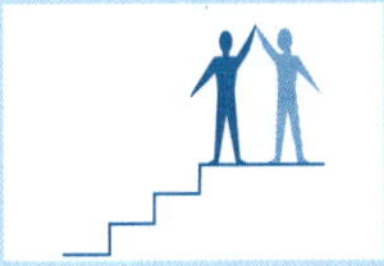
Wundversorgung/Verbandwechsel			
• Grundlagen der Wundversorgung			
– Überblick über Wundarten			
– Entzündungszeichen			
– Überblick über einfache Wundauflagen			
○ Mullkompressen			
○ Vlieskompressen			
○ Wundschnellverbände (Pflaster)			
○			
– Überblick über spezielle Wundauflagen zur Versorgung chronischer Wunden, u. a.			
○ Hydrokolloide			
○ Hydrogele			
○ Alginate			
○ Wundfolien			
○			
– Assistenz beim Verbandwechsel			
–			
–			
–			
–			
–			

 Ausbildungsnachweis Altenpflegehilfe ISBN 978-3-582-46326-5 handwerk-technik.de

	Schule 	gesehen und assistiert 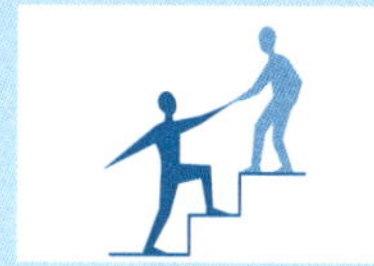	mehrfach unter Anleitung geübt 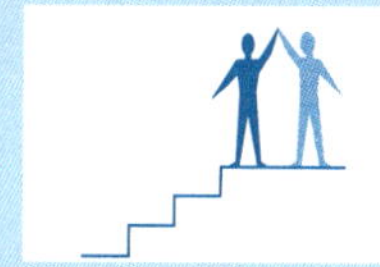
Physikalische Behandlungsverfahren			
• Kälteanwendung			
– feuchte Kälteanwendung			
○ feucht-kühle Wadenwickel (bei fieberhaften Erkrankungen)			
○ fiebersenkende Körperwaschungen			
○			
– trockene Kältebehandlung			
○ Kühlelemente			
○ Eisbeutel			
○ Körnerkissen			
○			
• Wärmeanwendung			
– feuchte Wärmeanwendung			
○ Wickel, Umschläge, Packungen			
○			
– trockene Wärmebehandlung			
○ Thermoelemente			
○ Wärmflasche			
○ Heizkissen			
○ Körnerkissen			
○ Infrarotbestrahlung			
○			

	Schule 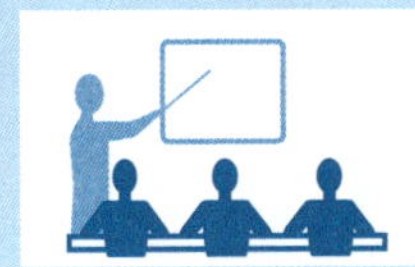	gesehen und assistiert 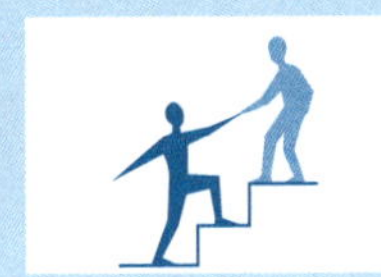	mehrfach unter Anleitung geübt 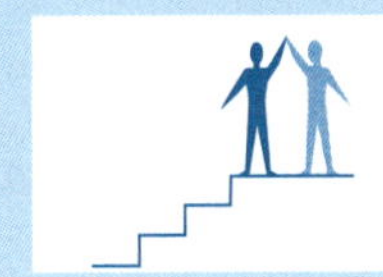
Physikalische Behandlungsverfahren			
• Hydrotherapie			
– warmes/kaltes/wechselwarmes Fußbad			
– warmes/heißes/kühles Vollbad (alternativ Teilbad)			
–			
–			
• Inhalationen			
– Dampfinhalation			
○ Kopfdampfbad			
○			
– Inhalation mit einem Aerosolapparat			
– Inhalation mit einem Ultraschallvernebler			
–			
–			
–			
•			
•			
•			
•			
•			
•			

Ausbildungsnachweis Altenpflegehilfe ISBN 978-3-582-46326-5 handwerk-technik.de

Spezielle Pflegesituationen			
	Schule 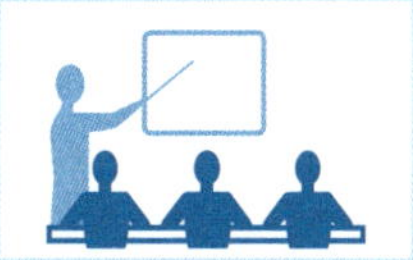	**gesehen und assistiert** 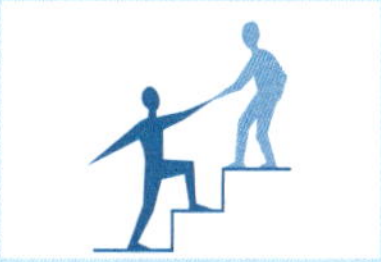	**mehrfach unter Anleitung geübt** 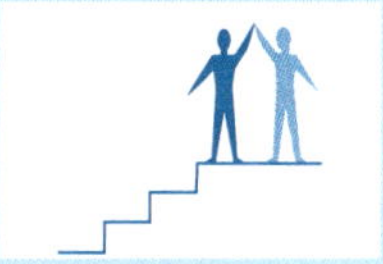
Pflege von Bewohnern/Pflegekunden mit speziellen Krankheitsbildern			
• **Neurologische Erkrankungen**			
– Dementielle Erkrankungen			
○ Demenz vom Alzheimer Typ			
○ vaskuläre Demenz			
○			
– Apoplexie			
○			
– Morbus Parkinson			
–			
• **Herz-/Kreislauferkrankungen**			
– Herzinsuffizienz			
– Koronare Herzkrankheit (KHK)			
– Angina pectoris/Herzinfarkt			
–			
– Hypertonie			
– Hypotonie			
–			
– Arteriosklerose			
– Arterielle Verschlusskrankheit (pAVK)			
–			

	Schule 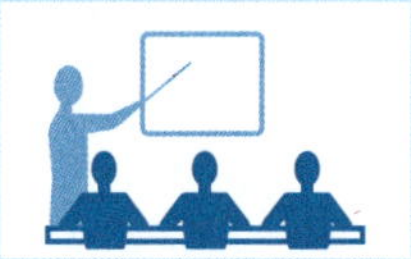	gesehen und assistiert 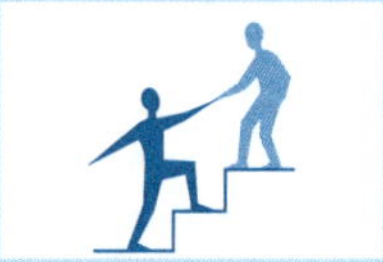	mehrfach unter Anleitung geübt 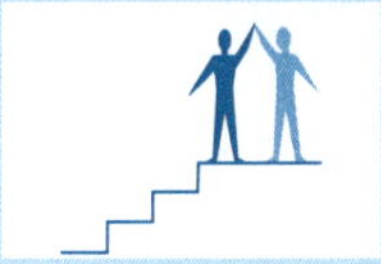
Pflege von Bewohnern/Pflegekunden mit speziellen Krankheitsbildern			
– Varikosis			
– Thrombose			
–			
• **Erkrankungen des Bewegungsapparates**			
– Osteoporose			
– Frakturen			
○			
○			
○			
–			
– rheumatoide Arthritis			
– Arthrose			
– Kontrakturen			
–			
• **Erkrankungen der Atemwege**			
– Bronchitis			
– Pneumonie			
– Asthma bronchiale			
–			
–			

Ausbildungsnachweis Altenpflegehilfe ISBN 978-3-582-46326-5 handwerk-technik.de

	Schule 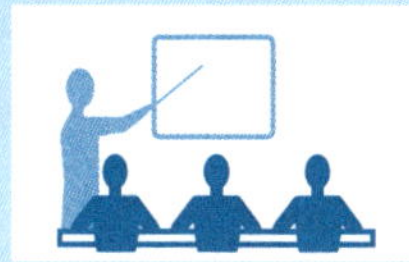	gesehen und assistiert 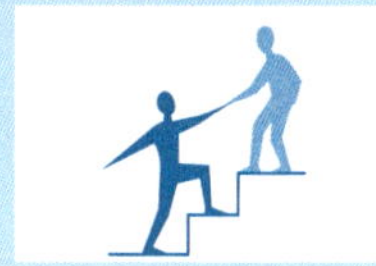	mehrfach unter Anleitung geübt 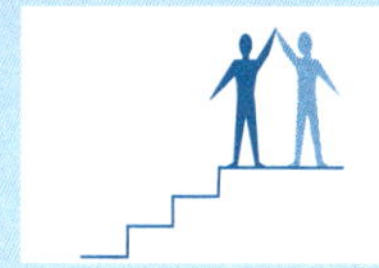
• **Erkrankungen des Verdauungssystems**			
– Gastritis			
– Enteritis			
– Tumore			
– Stuhlinkontinenz			
– Hämorrhoiden			
–			
– Cholezystitis / Cholelithiasis			
– Leberzirrhose			
–			
– Pankreatitis			
• **Erkrankungen des Hormonsystems**			
– Diabetes mellitus			
∘ Typ I			
∘ Typ II			
– Schilddrüsenüber- / -unterfunktion			
–			
• **Stoffwechselerkrankungen**			
– Gicht			
– Diabetes mellitus *(siehe Erkrankungen des Hormonsystems)*			
–			

	Schule 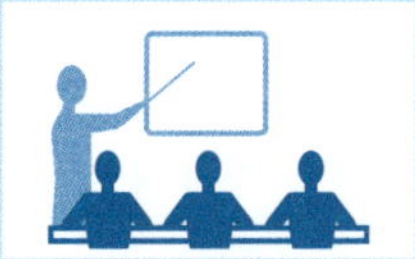	**gesehen und assistiert** 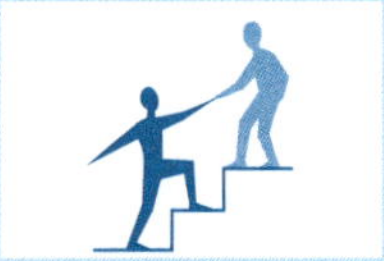	**mehrfach unter Anleitung geübt** 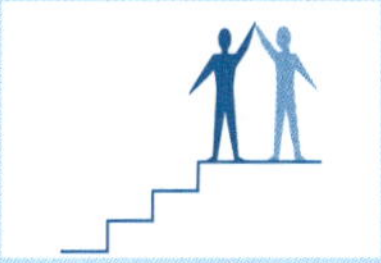
Pflege von Bewohnern/Pflegekunden mit speziellen Krankheitsbildern			
• **Erkrankungen des Urogenitaltraktes**			
– Zystitis			
– Harninkontinenz			
– Prostatahypertrophie			
–			
–			
• **Erkrankungen der Haut**			
– Dekubitus			
– Mykosen			
– Intertrigo			
– Herpesinfektion			
–			
• **Erkrankungen der Sinnesorgane**			
– Schwerhörigkeit			
– Taubheit			
–			
–			
– Glaukom			
– Katarakt			
– Blindheit			
–			

 Ausbildungsnachweis Altenpflegehilfe ISBN 978-3-582-46326-5 handwerk-technik.de

	Schule 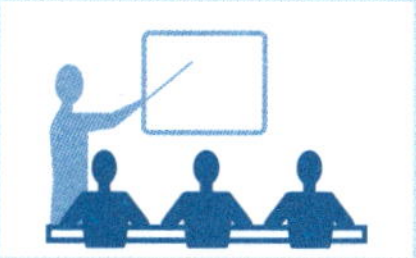	gesehen und assistiert 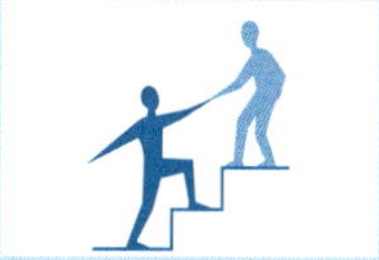	mehrfach unter Anleitung geübt 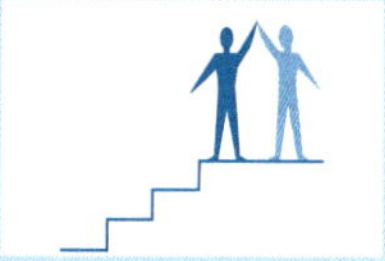
Pflege Schwerstkranker und Sterbender			
• **Palliativpflege**			
– individuelle, an den Symptomen und an den Bedürfnissen orientierte Pflege			
– Schmerzlinderung/-therapie			
– psychische Betreuung			
– äußere Bedingungen, z. B. auf Wunsch Verlegung in ein Einzelzimmer, an die Situation anpassen			
– Begleitung und Betreuung Angehöriger			
–			
–			
–			
–			
• **Zeichen des nahenden Todes**			
– Bewusstseinseintrübung			
– Blutdruckabfall			
– Schnappatmung			
– Hautblässe/Marmorierung			
–			
–			
–			
–			

Hauswirtschaftliche Versorgung			
	Schule 	gesehen und assistiert 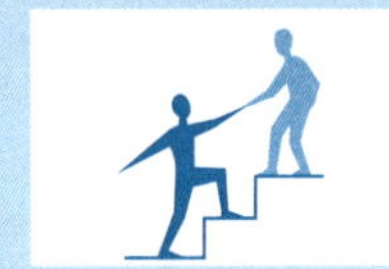	mehrfach unter Anleitung geübt 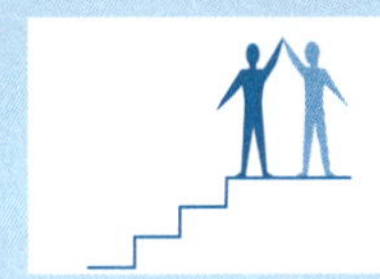
Unterstützung im Haushalt			
• im Haushalt unterstützen			
– bei Förderung und Erhalt der Selbstständigkeit			
○			
○			
– Einkaufen			
○ Beschaffung von Lebens-, Reinigungs- sowie Körperpflegemitteln			
○			
○			
– Vorbereitung von Mahlzeiten unter Beachtung der hygienischen und diätetischen Regeln			
○ Anrichten von Mahlzeiten			
○ Aufwärmen			
○ Kochen			
○			
○			
– Reinigen der Wohnung			
○ Staubsaugen/wischen			
○ Bad/Sanitärbereich reinigen			
○ Küche (Geschirr spülen, Kühlschrank reinigen)			
○ Fenster putzen			

	Schule 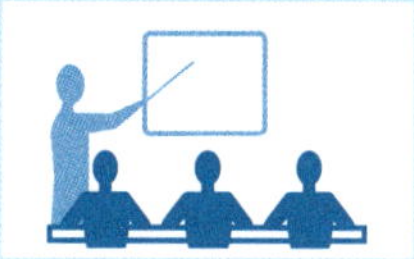	gesehen und assistiert 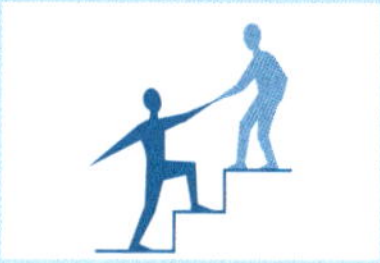	mehrfach unter Anleitung geübt 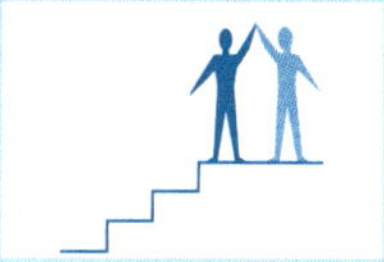
◦ Zimmerpflanzen versorgen			
◦ Müllbeseitigung			
◦ Lüften			
◦			
◦			
– Wäschepflege			
◦ Waschen			
◦ Bügeln			
◦ Einsortieren			
◦ Betten beziehen			
◦			
◦			
•			
•			
•			
•			
•			
•			
•			
•			
•			

Hygiene/Arbeitsschutz/Erste Hilfe			
	Schule 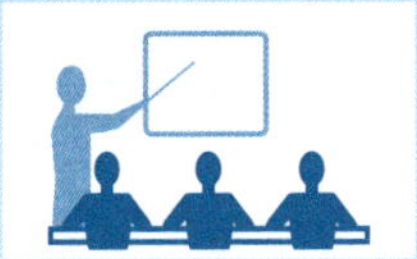	gesehen und assistiert 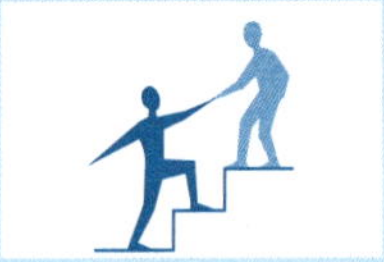	mehrfach unter Anleitung geübt 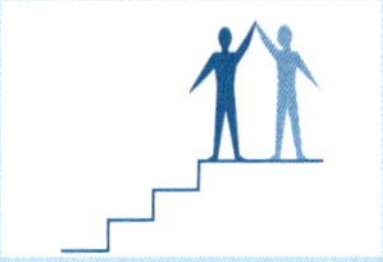
Hygiene			
• Hygienevorschriften, insbesondere Desinfektionsplan, kennen und konsequent anwenden			
–			
–			
–			
–			
• Persönliche Hygiene			
– Verzicht auf Schmuck			
– gepflegte Hände und saubere, kurze Fingernägel			
– zusammengebundene Haare			
– Berufsbekleidung			
∘ nur für den Arbeitsbereich			
∘ atmungsaktiv			
∘ waschbar (60 °C)			
∘			
– sicheres Schuhwerk			
– zusätzlich Schutzbekleidung, falls notwendig			
–			
–			
–			
–			

Ausbildungsnachweis Altenpflegehilfe ISBN 978-3-582-46326-5 handwerk-technik.de

	Schule 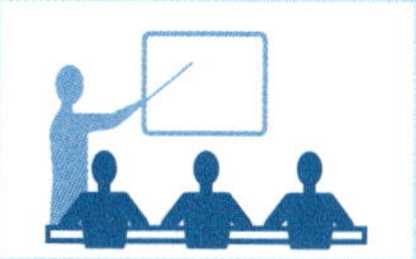	**gesehen und assistiert** 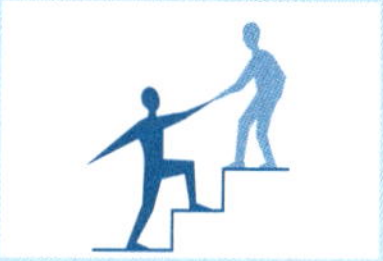	**mehrfach unter Anleitung geübt** 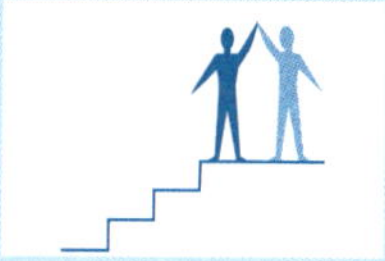
• Händehygiene			
– Hände waschen			
– Hygienische Händewaschung			
– Händedesinfektion			
– Hautpflege der Hände			
– im Bedarfsfall Schutzhandschuhe			
–			
–			
–			
• Umgang mit Schmutzwäsche			
–			
• hygienisches Entsorgen von			
– Inkontinenzmaterialien			
– infektiösen Materialien			
–			
–			
–			
• Herstellen einer Desinfektionslösung unter Zuhilfenahme des Desinfektionsplans			
–			
–			
–			

	Schule 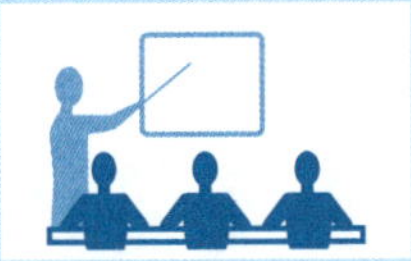	**gesehen und assistiert** 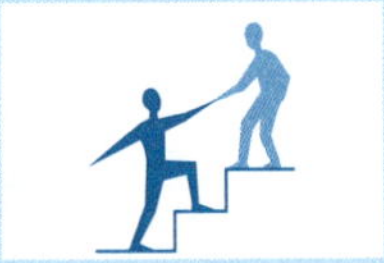	**mehrfach unter Anleitung geübt** 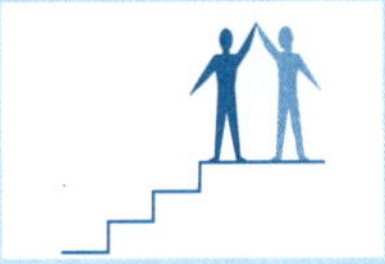
Hygiene			
• Desinfektion von Instrumenten und Gegenständen			
– Thermometer			
– Stethoskop/Blutdruckmanschette			
– Urinflasche			
– Steckbecken			
– Toilettenstuhl			
– Waschschüssel			
– Nierenschale			
–			
–			
• Flächendesinfektion			
– Fußböden			
– Nachttische/Tische			
– Wanne/Waschbecken			
– Toiletten			
– Betten			
–			
–			
• Schlussdesinfektion			
– Desinfektion des Zimmers, einschließlich des Inventars			
–			

Ausbildungsnachweis Altenpflegehilfe ISBN 978-3-582-46326-5 handwerk-technik.de

	Schule 	gesehen und assistiert 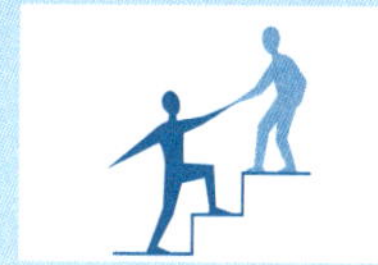	mehrfach unter Anleitung geübt 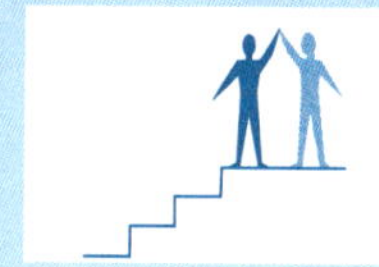
• Sterilisation			
– Umgang mit sterilem Material			
– Aufbewahrung von sterilem Material			
–			
–			
Arbeitsschutz/Erhaltung und Förderung der eigenen Gesundheit			
• Rückenschonende Arbeitsweise			
– Pflegebett in rückenschonender Arbeitshöhe einstellen			
– Vermeiden von einseitigen Belastungen beim Heben und Tragen von Lasten			
– Rücken gerade halten bei Arbeitsverrichtungen			
– Nutzen von Hilfsmitteln (Umsetz- und Transferhilfen)			
– Stärkung der Rückenmuskulatur durch Besuch von Rückenschulkursen			
– bei sehr schweren oder immobilen Bewohnern zu zweit arbeiten			
– Grundsätze der Kinästhetik anwenden			
– geeignetes Schuhwerk tragen			
–			
–			
–			
–			
–			

	Schule 	gesehen und assistiert 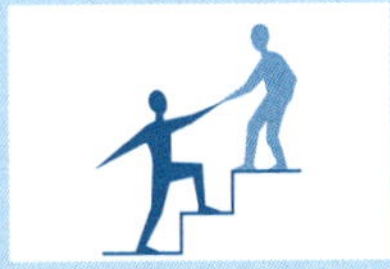	mehrfach unter Anleitung geübt 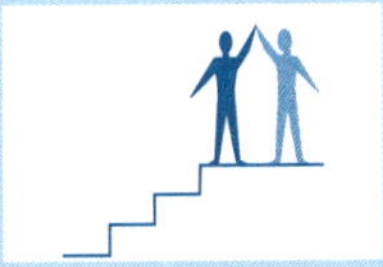
Arbeitsschutz/Erhaltung und Förderung der eigenen Gesundheit			
• Stressbewältigung			
– Gespräche mit Lehrkräften/ Praxisanleitern oder im Pflegeteam über psychisch belastende Pflegesituationen			
– Individuelle Möglichkeiten der Stressbewältigung kennen und anwenden			
∘ Zeit für Freizeitgestaltung			
∘ Entspannungsübungen			
∘ gesunde Ernährung			
∘			
∘			
–			
–			
–			
• rechtliche Grundlagen des Arbeitsschutzes			
– Arbeitsschutzgesetz			
– Infektionsschutz und Verhalten bei Quarantäne			
– Arbeitszeitgesetz			
– Unfallverhütungsvorschriften			
–			
–			
–			

Ausbildungsnachweis Altenpflegehilfe ISBN 978-3-582-46326-5 handwerk-technik.de

	Schule 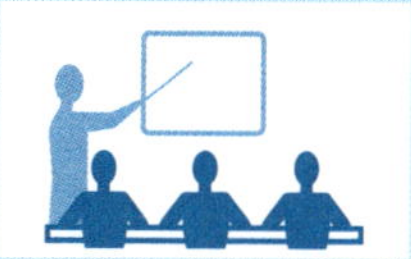	gesehen und assistiert 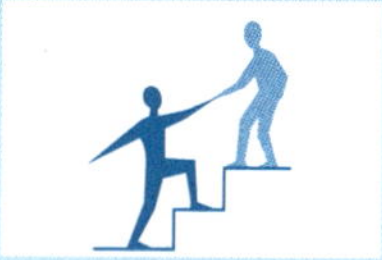	mehrfach unter Anleitung geübt 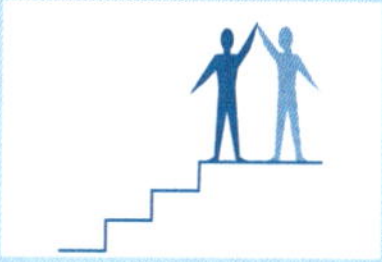
Erste Hilfe			
• Erkennen von Notfallsituationen und gezielte Erstmaßnahmen einleiten			
– Herbeirufen von Fachpersonal/ Absetzen eines Notruftelefonats			
– Notfalllagerung			
◦ Stabile Seitenlagerung			
◦ Schocklagerung			
◦			
◦			
– Hilfe bei der Reanimation			
◦ Herzdruckmassage			
◦ Atemspende			
◦			
◦			
• Akute Notfallsituationen			
– Herzinfarkt			
– Schlaganfall			
– Aspiration			
– Asthmaanfall			
– Stürze/Verletzungen/Wunden			
–			
–			
–			

Tagesgestaltung			
	Schule 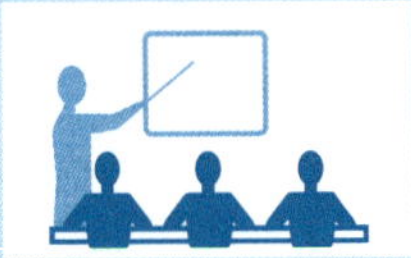	gesehen und assistiert 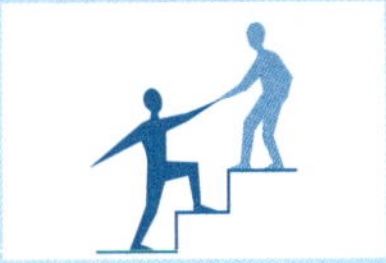	mehrfach unter Anleitung geübt 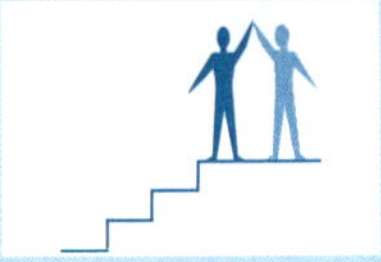
Aktivierungsangebote			
• Biografiearbeit			
–			
–			
–			
• 10-Minuten-Aktivierung			
–			
–			
–			
• Basale Stimulation			
–			
–			
–			
• Gesundheitsfördernde Angebote			
–			
–			
–			
• Haushaltsorientierte Angebote			
–			
–			
–			

Ausbildungsnachweis Altenpflegehilfe ISBN 978-3-582-46326-5 handwerk-technik.de

	Schule 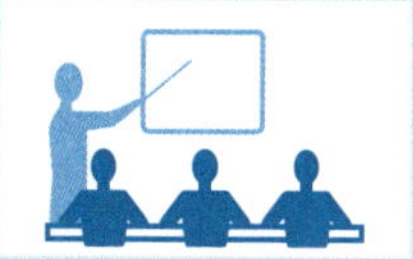	gesehen und assistiert 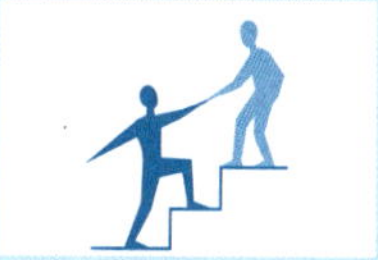	mehrfach unter Anleitung geübt 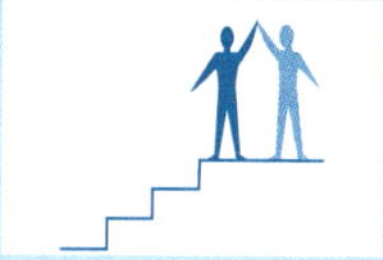
• Gedächtnistraining			
–			
–			
–			
• Spielen			
–			
–			
–			
• Musizieren/Singen			
–			
–			
–			
• Feste/Veranstaltungsangebote			
–			
–			
–			
• Medienangebote			
–			
–			
–			

Dokumentation und Pflegeplanung			
	Schule 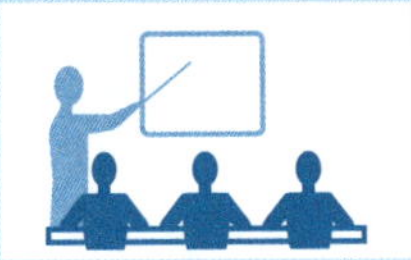	**gesehen und assistiert** 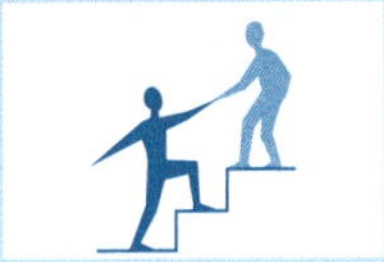	**mehrfach unter Anleitung geübt** 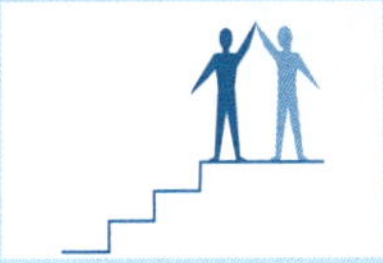
Pflegedokumentation			
• 6-phasiges Pflegeprozessmodell			
– Teilschritte des 6-phasigen Pflegemodells nach Krohwinkel			
– Elemente der Dokumentationssysteme			
○ Stammblatt			
○ Pflegeanamnese			
○ Pflegeplanung			
○ Durchführungsnachweis			
○ Pflegebericht			
○ Biografieblatt			
–			
• 4-phasiger Pflegeprozess im Sinne des Strukturmodells			
– Teilschritte des 4-phasigen Pflegemodells			
– Elemente der Dokumentationssysteme			
○ Stammblatt			
○ Strukturierte Informationssammlung (SIS)			
○ Maßnahmenplanung			
○ Berichteblatt (mit Fokus auf Abweichungen)			
○ Evaluationsblatt			
–			

Ausbildungsnachweis Altenpflegehilfe ISBN 978-3-582-46326-5 handwerk-technik.de

	Schule 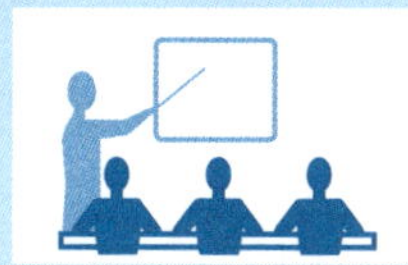	gesehen und assistiert 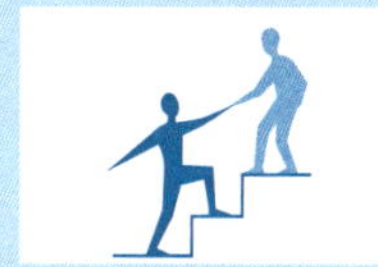	mehrfach unter Anleitung geübt 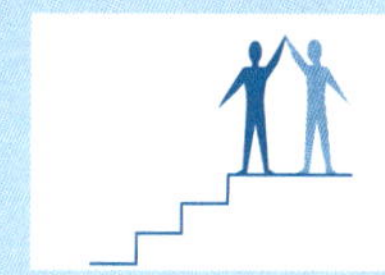
Pflegedokumentation			
• Grundsätze der Pflegedokumentation (sachlich richtig, zeitnah, nachvollziehbar, fälschungssicher)			
– ggf. unter Anleitung pflegerische Verrichtungen dokumentieren (je nach Handhabung der Pflegeeinrichtung)			
– zeitnahe Informationsübergabe an die Pflegekräfte			
–			
–			
–			
• Planung der Pflegemaßnahmen auf der Grundlage des neuen Begutachtungsverfahrens			
– 5 Pflegegrade			
– zusätzliche Betreuung und Aktivierung nach § 43b,53c SGB XI			
–			
–			
–			

Nachweis über die Ausbildungszeiten im theoretischen und praktischen Bereich

Monat	Tage des Monats (Theorie/Praktikum, siehe Legende)														
	1	2	3	4	5	6	7	8	9	10	11	12	13	14	15

Legende:

S = Schule
F = Ferien *(zählen in der Aufrechnung nicht als Fehlzeiten!!!)*
P = Praktikum *(ggf. Unterscheidung in Frühdienst = FD, Zwischendienst = ZD, Spätdienst = SD)*

X = Frei
XW = Frei für geleistete Wochenenddienste
K = Krank
U = unentschuldigtes Fehlen

16	17	18	19	20	21	22	23	24	25	26	27	28	29	30	31	Fehltage in der Theorie	Fehltage in der Praxis
Summe der Fehlzeiten in Tagen während der gesamten Ausbildung in Theorie und Praxis																	

Hinweise zur Notenfindung im Bereich „Praktische Ausbildung“

Die Auszubildenden absolvieren während ihrer einjährigen Ausbildung mehrere Praktika in Einrichtungen der Altenhilfe. Um eine aussagekräftige Note für die „Praktische Ausbildung“ zu erhalten, können Leistungsnachweise aus verschiedenen Bereichen eingebracht werden:

Beurteilungen nach einem absolvierten Praktikumseinsatz (Dauer jeweils ca. vier Wochen)	**Seite 45**
Leistungsüberprüfung in der Praxis durch den Praxisanleiter/-in	**Seite 55**
Leistungsüberprüfung in der Praxis durch einen Fachlehrer/-in der ausbildenden Schule	**Seite 65**
Ausarbeitung von Praktikumsaufträgen aus verschiedenen Lernfeldern mit praxisrelevantem Bezug	**Seite 75**
Ausarbeitung eines Abschlussberichtes	**Seite 85**

Bei der Bewertung der Leistungen werden folgende Notenstufen zu Grunde gelegt:

sehr gut Note 1	Die Note „sehr gut“ soll erteilt werden, wenn die Leistung den Anforderungen in besonderem Maße entspricht.
gut Note 2	Die Note „gut“ soll erteilt werden, wenn die Leistung den Anforderungen voll entspricht.
befriedigend Note 3	Die Note „befriedigend“ soll erteilt werden, wenn die Leistung im Allgemeinen den Anforderungen entspricht.
ausreichend Note 4	Die Note „ausreichend“ soll erteilt werden, wenn die Leistung zwar Mängel aufweist, aber im Ganzen den Anforderungen noch entspricht
mangelhaft Note 5	Die Note „mangelhaft“ soll erteilt werden, wenn die Leistung den Anforderungen nicht entspricht, jedoch erkennen lässt, dass die notwendigen Grundkenntnisse vorhanden sind und die Mängel in absehbarer Zeit behoben werden können.
ungenügend Note 6	Die Note „ungenügend“ soll erteilt werden, wenn die Leistung den Anforderungen nicht entspricht und selbst die Grundkenntnisse so lückenhaft sind, dass die Mängel in absehbarer Zeit nicht behoben werden können.

Praktikumsbeurteilung

Name der/des Auszubildenden: ______________________________

Einrichtung: ______________________________

Zeitraum: ______________________________

	Benotung* * Bewertung entspricht den Schulnoten siehe Seite 44					
	1	2	3	4	5	6
Selbstkompetenz						
• Interesse an der Ausbildung						
• Freundlichkeit, Aufgeschlossenheit						
• Einsatzbereitschaft/Zuverlässigkeit						
• Belastbarkeit/Ausdauer						
• Pünktlichkeit						
• persönliches Erscheinungsbild						
• verbales Ausdrucksvermögen/Umgangsformen						
•						
•						
Soziale Kompetenz						
• Einfühlungsvermögen/Empathiefähigkeit						
• Teamfähigkeit						
• Kommunikationsfähigkeit im Umgang mit Bewohnern und Mitarbeitern						
• Kritikfähigkeit/Selbstreflexion						
• Bedürfnisorientierter Umgang mit Bewohnern						
•						
•						
Fachkompetenz						
• Anwendung von theoretischem Wissen in der Pflegepraxis						
• Mithilfe bei der aktivierenden und fördernden Pflege unter Beachtung der hausinternen Standards						
• Einhaltung der Hygiene- und Unfallverhütungsvorschriften						
• Sorgfalt bei der Vorbereitung, Durchführung und Nachbereitung der Pflegemaßnahmen						

	Benotung* * Bewertung entspricht den Schulnoten siehe Seite 44					
	1	2	3	4	5	6
• Mitgestaltung von Aktivierungsangeboten						
• Krankenbeobachtung und Informationsweitergabe						
•						
•						
Methodenkompetenz						
• gezieltes, geplantes und strukturiertes Arbeiten						
• sinnvolles Zeitmanagement/Arbeitstempo						
• gezielte Anleitung zur Selbstpflege						
•						
•						

Möglichkeit für Anmerkungen und Ergänzungen *(Vergleich mit vorangegangenen Praktika; Entwicklungstendenz, Lernbedarf bzw. Zielstellungen für das nächste Praktikum):*

Gesamtnote des Praktikums:

Fehltage im Praktikum: entschuldigt: ______ unentschuldigt: ______

Die Beurteilung wurde am ______ mit der/dem Auszubildenden besprochen.

Unterschrift Auszubildende/-r | Unterschrift Praxisanleiters/-in | Stempel der Einrichtung

 Ausbildungsnachweis Altenpflegehilfe ISBN 978-3-582-46326-5 handwerk-technik.de

Praktikumsbeurteilung

Name der/des Auszubildenden: ______________________________

Einrichtung: ______________________________

Zeitraum: ______________________________

	Benotung* * Bewertung entspricht den Schulnoten siehe Seite 44					
	1	2	3	4	5	6
Selbstkompetenz						
• Interesse an der Ausbildung						
• Freundlichkeit, Aufgeschlossenheit						
• Einsatzbereitschaft/Zuverlässigkeit						
• Belastbarkeit/Ausdauer						
• Pünktlichkeit						
• persönliches Erscheinungsbild						
• verbales Ausdrucksvermögen/Umgangsformen						
•						
•						
Soziale Kompetenz						
• Einfühlungsvermögen/Empathiefähigkeit						
• Teamfähigkeit						
• Kommunikationsfähigkeit im Umgang mit Bewohnern und Mitarbeitern						
• Kritikfähigkeit/Selbstreflexion						
• Bedürfnisorientierter Umgang mit Bewohnern						
•						
•						
Fachkompetenz						
• Anwendung von theoretischem Wissen in der Pflegepraxis						
• Mithilfe bei der aktivierenden und fördernden Pflege unter Beachtung der hausinternen Standards						
• Einhaltung der Hygiene- und Unfallverhütungsvorschriften						
• Sorgfalt bei der Vorbereitung, Durchführung und Nachbereitung der Pflegemaßnahmen						

	Benotung* * Bewertung entspricht den Schulnoten siehe Seite 44					
	1	2	3	4	5	6
• Mitgestaltung von Aktivierungsangeboten						
• Krankenbeobachtung und Informationsweitergabe						
•						
•						
Methodenkompetenz						
• gezieltes, geplantes und strukturiertes Arbeiten						
• sinnvolles Zeitmanagement/Arbeitstempo						
• gezielte Anleitung zur Selbstpflege						
•						
•						

Möglichkeit für Anmerkungen und Ergänzungen *(Vergleich mit vorangegangenen Praktika; Entwicklungstendenz, Lernbedarf bzw. Zielstellungen für das nächste Praktikum):*

____

____

____

____

____

____

____

Gesamtnote des Praktikums:

Fehltage im Praktikum: entschuldigt: ______________ unentschuldigt: ______________

Die Beurteilung wurde am ______________ mit der/dem Auszubildenden besprochen.

______________ ______________ ______________

Unterschrift Auszubildende/-r Unterschrift Praxisanleiters/-in Stempel der Einrichtung

Ausbildungsnachweis Altenpflegehilfe ISBN 978-3-582-46326-5 handwerk-technik.de

Praktikumsbeurteilung

Name der/des Auszubildenden: ______________________________

Einrichtung: ______________________________

Zeitraum: ______________________________

	Benotung* * Bewertung entspricht den Schulnoten siehe Seite 44					
	1	2	3	4	5	6
Selbstkompetenz						
• Interesse an der Ausbildung						
• Freundlichkeit, Aufgeschlossenheit						
• Einsatzbereitschaft/Zuverlässigkeit						
• Belastbarkeit/Ausdauer						
• Pünktlichkeit						
• persönliches Erscheinungsbild						
• verbales Ausdrucksvermögen/Umgangsformen						
•						
•						
Soziale Kompetenz						
• Einfühlungsvermögen/Empathiefähigkeit						
• Teamfähigkeit						
• Kommunikationsfähigkeit im Umgang mit Bewohnern und Mitarbeitern						
• Kritikfähigkeit/Selbstreflexion						
• Bedürfnisorientierter Umgang mit Bewohnern						
•						
•						
Fachkompetenz						
• Anwendung von theoretischem Wissen in der Pflegepraxis						
• Mithilfe bei der aktivierenden und fördernden Pflege unter Beachtung der hausinternen Standards						
• Einhaltung der Hygiene- und Unfallverhütungsvorschriften						
• Sorgfalt bei der Vorbereitung, Durchführung und Nachbereitung der Pflegemaßnahmen						

	Benotung* * Bewertung entspricht den Schulnoten siehe Seite 44					
	1	2	3	4	5	6
• Mitgestaltung von Aktivierungsangeboten						
• Krankenbeobachtung und Informationsweitergabe						
•						
•						
Methodenkompetenz						
• gezieltes, geplantes und strukturiertes Arbeiten						
• sinnvolles Zeitmanagement/Arbeitstempo						
• gezielte Anleitung zur Selbstpflege						
•						
•						

Möglichkeit für Anmerkungen und Ergänzungen *(Vergleich mit vorangegangenen Praktika; Entwicklungstendenz, Lernbedarf bzw. Zielstellungen für das nächste Praktikum):*

____

____

____

____

____

____

____

Gesamtnote des Praktikums:

Fehltage im Praktikum: entschuldigt: ____________ unentschuldigt: ____________

Die Beurteilung wurde am ____________ mit der/dem Auszubildenden besprochen.

____________	____________	____________
Unterschrift Auszubildende/-r	Unterschrift Praxisanleiters/-in	Stempel der Einrichtung

Ausbildungsnachweis Altenpflegehilfe ISBN 978-3-582-46326-5 handwerk-technik.de

Praktikumsbeurteilung

Name der/des Auszubildenden: ______________________________

Einrichtung: ______________________________

Zeitraum: ______________________________

	Benotung* * Bewertung entspricht den Schulnoten siehe Seite 44					
	1	**2**	**3**	**4**	**5**	**6**
Selbstkompetenz						
• Interesse an der Ausbildung						
• Freundlichkeit, Aufgeschlossenheit						
• Einsatzbereitschaft/Zuverlässigkeit						
• Belastbarkeit/Ausdauer						
• Pünktlichkeit						
• persönliches Erscheinungsbild						
• verbales Ausdrucksvermögen/Umgangsformen						
•						
•						
Soziale Kompetenz						
• Einfühlungsvermögen/Empathiefähigkeit						
• Teamfähigkeit						
• Kommunikationsfähigkeit im Umgang mit Bewohnern und Mitarbeitern						
• Kritikfähigkeit/Selbstreflexion						
• Bedürfnisorientierter Umgang mit Bewohnern						
•						
•						
Fachkompetenz						
• Anwendung von theoretischem Wissen in der Pflegepraxis						
• Mithilfe bei der aktivierenden und fördernden Pflege unter Beachtung der hausinternen Standards						
• Einhaltung der Hygiene- und Unfallverhütungsvorschriften						
• Sorgfalt bei der Vorbereitung, Durchführung und Nachbereitung der Pflegemaßnahmen						

	Benotung* * Bewertung entspricht den Schulnoten siehe Seite 44					
	1	**2**	**3**	**4**	**5**	**6**
• Mitgestaltung von Aktivierungsangeboten						
• Krankenbeobachtung und Informationsweitergabe						
•						
•						
Methodenkompetenz						
• gezieltes, geplantes und strukturiertes Arbeiten						
• sinnvolles Zeitmanagement/Arbeitstempo						
• gezielte Anleitung zur Selbstpflege						
•						
•						

Möglichkeit für Anmerkungen und Ergänzungen *(Vergleich mit vorangegangenen Praktika; Entwicklungstendenz, Lernbedarf bzw. Zielstellungen für das nächste Praktikum):*

____

____

____

____

____

____

____

Gesamtnote des Praktikums:

Fehltage im Praktikum: entschuldigt: ____________ unentschuldigt: ____________

Die Beurteilung wurde am ____________ mit der/dem Auszubildenden besprochen.

______________________ ______________________ ______________________

Unterschrift Auszubildende/-r Unterschrift Praxisanleiters/-in Stempel der Einrichtung

 Ausbildungsnachweis Altenpflegehilfe ISBN 978-3-582-46326-5 handwerk-technik.de

Praktikumsbeurteilung

Name der/des Auszubildenden: ______________________________

Einrichtung: ______________________________

Zeitraum: ______________________________

	Benotung* * Bewertung entspricht den Schulnoten siehe Seite 44					
	1	2	3	4	5	6
Selbstkompetenz						
• Interesse an der Ausbildung						
• Freundlichkeit, Aufgeschlossenheit						
• Einsatzbereitschaft/Zuverlässigkeit						
• Belastbarkeit/Ausdauer						
• Pünktlichkeit						
• persönliches Erscheinungsbild						
• verbales Ausdrucksvermögen/Umgangsformen						
•						
•						
Soziale Kompetenz						
• Einfühlungsvermögen/Empathiefähigkeit						
• Teamfähigkeit						
• Kommunikationsfähigkeit im Umgang mit Bewohnern und Mitarbeitern						
• Kritikfähigkeit/Selbstreflexion						
• Bedürfnisorientierter Umgang mit Bewohnern						
•						
•						
Fachkompetenz						
• Anwendung von theoretischem Wissen in der Pflegepraxis						
• Mithilfe bei der aktivierenden und fördernden Pflege unter Beachtung der hausinternen Standards						
• Einhaltung der Hygiene- und Unfallverhütungsvorschriften						
• Sorgfalt bei der Vorbereitung, Durchführung und Nachbereitung der Pflegemaßnahmen						

Praktikumsbeurteilung

	Benotung* * Bewertung entspricht den Schulnoten siehe Seite 44					
	1	2	3	4	5	6
• Mitgestaltung von Aktivierungsangeboten						
• Krankenbeobachtung und Informationsweitergabe						
•						
•						
Methodenkompetenz						
• gezieltes, geplantes und strukturiertes Arbeiten						
• sinnvolles Zeitmanagement/Arbeitstempo						
• gezielte Anleitung zur Selbstpflege						
•						
•						

Möglichkeit für Anmerkungen und Ergänzungen *(Vergleich mit vorangegangenen Praktika; Entwicklungstendenz, Lernbedarf bzw. Zielstellungen für das nächste Praktikum):*

____

____

____

____

____

____

____

Gesamtnote des Praktikums: [ ]

Fehltage im Praktikum: entschuldigt: ______________ unentschuldigt: ______________

Die Beurteilung wurde am ______________ mit der/dem Auszubildenden besprochen.

______________________________ ______________________________ ______________________________

Unterschrift Auszubildende/-r | Unterschrift Praxisanleiters/-in | Stempel der Einrichtung

Informationsübergabe für die Praktikumsbetreuung

im Zeitraum vom ______________________ bis ______________________

Im Theorieblock vom ______________________ bis ______________________

wurden die nachfolgenden Unterrichtsinhalte erarbeitet:

Lernfeld/Unterrichtsfach	Unterrichtsinhalte

mögliche Inhalte der Praktikumsübung
(mit anschließender Bewertung durch den Praxisanleiter/-in):

-
-

Unterschrift des Fachlehrers/-in:

Mitteilungen an die Schule (Wünsche, Probleme, Kritik)

Unterschrift des Praxisanleiters/-in:

Bewertung der praktischen Leistungsüberprüfung

Name der/des Auszubildenden: ______________________________

Datum: ______________________________

Schwerpunkt der praktischen Leistungsüberprüfung: ______________________________

____

(Bitte entsprechende Note ankreuzen und jeweils in der letzten Spalte als Teilnote eintragen; abschließend durch Errechnen des arithmetischen Mittels die Gesamtnote bilden; Notenwertigkeit ist im Tätigkeitsnachweisheft Seite 44 nachlesbar)	**1**	**2**	**3**	**4**	**5**	**6**	**Note**
Vorinformation über Heimbewohner/Pflegekunden anhand der Dokumentationsunterlagen							
Vorbereitung der Pflegemaßnahme							
Durchführung der Pflegemaßnahme							
Nachbereitung der Pflegemaßnahme							
Arbeitsorganisation/Ökonomie							
Verbale und non-verbale Kommunikation mit dem Heimbewohner/Pflegekunden							
Einhaltung der Hygienevorschriften							
Dokumentation bzw. Übergabe der zu dokumentierenden Informationen an die Pflegefachkraft							
Theoretische Kenntnisse							
Einschätzung der erbrachten Leistung durch den Auszubildenden in Bezug auf die Planung und den Verlauf *ggf. Erkennen und Benennen von Fehlern*							
(Summe der Teilnoten ÷10=) **Gesamtnote:**							

ggf. Erläuterung zur Leistungseinschätzung

______________________________ ______________________________

Unterschrift Praxisanleiter/-in

Kenntnisnahme durch Auszubildenden

Ausbildungsnachweis Altenpflegehilfe ISBN 978-3-582-46326-5 handwerk-technik.de

Informationsübergabe für die Praktikumsbetreuung

im Zeitraum vom ______________________ bis ______________________

Im Theorieblock vom ______________________ bis ______________________

wurden die nachfolgenden Unterrichtsinhalte erarbeitet:

Lernfeld/Unterrichtsfach	Unterrichtsinhalte

mögliche Inhalte der Praktikumsübung
(mit anschließender Bewertung durch den Praxisanleiter/-in):

-
-

Unterschrift des Fachlehrers/-in:

Mitteilungen an die Schule (Wünsche, Probleme, Kritik)

Unterschrift des Praxisanleiters/-in:

Bewertung der praktischen Leistungsüberprüfung

Name der/des Auszubildenden: ______________________________

Datum: ______________________________

Schwerpunkt der praktischen Leistungsüberprüfung: ______________________________

____

(Bitte entsprechende Note ankreuzen und jeweils in der letzten Spalte als Teilnote eintragen; abschließend durch Errechnen des arithmetischen Mittels die Gesamtnote bilden; Notenwertigkeit ist im Tätigkeitsnachweisheft Seite 44 nachlesbar)	**1**	**2**	**3**	**4**	**5**	**6**	**Note**
Vorinformation über Heimbewohner/Pflegekunden anhand der Dokumentationsunterlagen							
Vorbereitung der Pflegemaßnahme							
Durchführung der Pflegemaßnahme							
Nachbereitung der Pflegemaßnahme							
Arbeitsorganisation/Ökonomie							
Verbale und non-verbale Kommunikation mit dem Heimbewohner/Pflegekunden							
Einhaltung der Hygienevorschriften							
Dokumentation bzw. Übergabe der zu dokumentierenden Informationen an die Pflegefachkraft							
Theoretische Kenntnisse							
Einschätzung der erbrachten Leistung durch den Auszubildenden in Bezug auf die Planung und den Verlauf *ggf. Erkennen und Benennen von Fehlern*							
(Summe der Teilnoten ÷10=) **Gesamtnote:**							

ggf. Erläuterung zur Leistungseinschätzung

______________________________ ______________________________

Unterschrift Praxisanleiter/-in Kenntnisnahme durch Auszubildenden

Ausbildungsnachweis Altenpflegehilfe ISBN 978-3-582-46326-5 handwerk-technik.de

Informationsübergabe für die Praktikumsbetreuung

im Zeitraum vom ______________________ bis ______________________

Im Theorieblock vom ______________________ bis ______________________

wurden die nachfolgenden Unterrichtsinhalte erarbeitet:

Lernfeld/Unterrichtsfach	Unterrichtsinhalte

mögliche Inhalte der Praktikumsübung
(mit anschließender Bewertung durch den Praxisanleiter/-in):

-
-

Unterschrift des Fachlehrers/-in:

Mitteilungen an die Schule (Wünsche, Probleme, Kritik)

Unterschrift des Praxisanleiters/-in:

Bewertung der praktischen Leistungsüberprüfung

Name der/des Auszubildenden: ______________________________

Datum: ______________________________

Schwerpunkt der praktischen Leistungsüberprüfung: ______________________________

____

(Bitte entsprechende Note ankreuzen und jeweils in der letzten Spalte als Teilnote eintragen; abschließend durch Errechnen des arithmetischen Mittels die Gesamtnote bilden; Notenwertigkeit ist im Tätigkeitsnachweisheft Seite 44 nachlesbar)	**1**	**2**	**3**	**4**	**5**	**6**	**Note**
Vorinformation über Heimbewohner/Pflegekunden anhand der Dokumentationsunterlagen							
Vorbereitung der Pflegemaßnahme							
Durchführung der Pflegemaßnahme							
Nachbereitung der Pflegemaßnahme							
Arbeitsorganisation/Ökonomie							
Verbale und non-verbale Kommunikation mit dem Heimbewohner/Pflegekunden							
Einhaltung der Hygienevorschriften							
Dokumentation bzw. Übergabe der zu dokumentierenden Informationen an die Pflegefachkraft							
Theoretische Kenntnisse							
Einschätzung der erbrachten Leistung durch den Auszubildenden in Bezug auf die Planung und den Verlauf *ggf. Erkennen und Benennen von Fehlern*							
(Summe der Teilnoten ÷10=) **Gesamtnote:**							

ggf. Erläuterung zur Leistungseinschätzung

______________________________ ______________________________

Unterschrift Praxisanleiter/-in   Kenntnisnahme durch Auszubildenden

Ausbildungsnachweis Altenpflegehilfe ISBN 978-3-582-46326-5 handwerk-technik.de

Informationsübergabe für die Praktikumsbetreuung

im Zeitraum vom ______________________ bis ______________________

Im Theorieblock vom ______________________ bis ______________________

wurden die nachfolgenden Unterrichtsinhalte erarbeitet:

Lernfeld/Unterrichtsfach	Unterrichtsinhalte

mögliche Inhalte der Praktikumsübung
(mit anschließender Bewertung durch den Praxisanleiter/-in):

•

•

Unterschrift des Fachlehrers/-in:

Mitteilungen an die Schule (Wünsche, Probleme, Kritik)

Unterschrift des Praxisanleiters/-in:

Bewertung der praktischen Leistungsüberprüfung

Name der/des Auszubildenden: ______________________

Datum: ______________________

Schwerpunkt der praktischen Leistungsüberprüfung: ______________________

____

(Bitte entsprechende Note ankreuzen und jeweils in der letzten Spalte als Teilnote eintragen; abschließend durch Errechnen des arithmetischen Mittels die Gesamtnote bilden; Notenwertigkeit ist im Tätigkeitsnachweisheft Seite 44 nachlesbar)	**1**	**2**	**3**	**4**	**5**	**6**	**Note**
Vorinformation über Heimbewohner/Pflegekunden anhand der Dokumentationsunterlagen							
Vorbereitung der Pflegemaßnahme							
Durchführung der Pflegemaßnahme							
Nachbereitung der Pflegemaßnahme							
Arbeitsorganisation/Ökonomie							
Verbale und non-verbale Kommunikation mit dem Heimbewohner/Pflegekunden							
Einhaltung der Hygienevorschriften							
Dokumentation bzw. Übergabe der zu dokumentierenden Informationen an die Pflegefachkraft							
Theoretische Kenntnisse							
Einschätzung der erbrachten Leistung durch den Auszubildenden in Bezug auf die Planung und den Verlauf *ggf. Erkennen und Benennen von Fehlern*							
(Summe der Teilnoten ÷10=) **Gesamtnote:**							

ggf. Erläuterung zur Leistungseinschätzung

______________________ Unterschrift Praxisanleiter/-in

______________________ Kenntnisnahme durch Auszubildenden

Ausbildungsnachweis Altenpflegehilfe ISBN 978-3-582-46326-5 handwerk-technik.de

Informationsübergabe für die Praktikumsbetreuung

im Zeitraum vom ______________________ bis ______________________

Im Theorieblock vom ______________________ bis ______________________

wurden die nachfolgenden Unterrichtsinhalte erarbeitet:

Lernfeld/Unterrichtsfach	Unterrichtsinhalte

mögliche Inhalte der Praktikumsübung
(mit anschließender Bewertung durch den Praxisanleiter/-in):

-
-

Unterschrift des Fachlehrers/-in:

Mitteilungen an die Schule (Wünsche, Probleme, Kritik)

Unterschrift des Praxisanleiters/-in:

Bewertung der praktischen Leistungsüberprüfung

Name der/des Auszubildenden: ____________________

Datum: ____________________

Schwerpunkt der praktischen Leistungsüberprüfung: ____________________

____

(Bitte entsprechende Note ankreuzen und jeweils in der letzten Spalte als Teilnote eintragen; abschließend durch Errechnen des arithmetischen Mittels die Gesamtnote bilden; Notenwertigkeit ist im Tätigkeitsnachweisheft Seite 44 nachlesbar)	**1**	**2**	**3**	**4**	**5**	**6**	**Note**
Vorinformation über Heimbewohner/Pflegekunden anhand der Dokumentationsunterlagen							
Vorbereitung der Pflegemaßnahme							
Durchführung der Pflegemaßnahme							
Nachbereitung der Pflegemaßnahme							
Arbeitsorganisation/Ökonomie							
Verbale und non-verbale Kommunikation mit dem Heimbewohner/Pflegekunden							
Einhaltung der Hygienevorschriften							
Dokumentation bzw. Übergabe der zu dokumentierenden Informationen an die Pflegefachkraft							
Theoretische Kenntnisse							
Einschätzung der erbrachten Leistung durch den Auszubildenden in Bezug auf die Planung und den Verlauf *ggf. Erkennen und Benennen von Fehlern*							
(Summe der Teilnoten ÷10=) **Gesamtnote:**							

ggf. Erläuterung zur Leistungseinschätzung

____________________ Unterschrift Praxisanleiter/-in

____________________ Kenntnisnahme durch Auszubildenden

Ausbildungsnachweis Altenpflegehilfe ISBN 978-3-582-46326-5 handwerk-technik.de

Praktische Leistungsüberprüfung

Name der/des Auszubildenden: ______________________________

Datum: ______________________________

Pflegeeinrichtung: ______________________________

Schwerpunkt der praktischen Leistungsüberprüfung: ______________________________

____

(Bitte entsprechende Note ankreuzen und jeweils in der letzten Spalte als Teilnote eintragen; abschließend durch Errechnen des arithmetischen Mittels die Gesamtnote bilden; Notenwertigkeit ist im Tätigkeitsnachweisheft Seite 44 nachlesbar)	**1**	**2**	**3**	**4**	**5**	**6**	**Note**
Vorinformation über Heimbewohner / Pflegekunden anhand der Dokumentationsunterlagen							
Vorbereitung der Pflegemaßnahme							
Durchführung der Pflegemaßnahme							
Nachbereitung der Pflegemaßnahme							
Arbeitsorganisation/Ökonomie							
Verbale und non-verbale Kommunikation mit dem Heimbewohner/Pflegekunden							
Einhaltung der Hygienevorschriften							
Dokumentation bzw. Übergabe der zu dokumentierenden Informationen an die Pflegefachkraft							
Theoretische Kenntnisse							
Einschätzung der erbrachten Leistung durch den Auszubildenden in Bezug auf die Planung und den Verlauf *ggf. Erkennen und Benennen von Fehlern*							
(Summe der Teilnoten ÷10=) **Gesamtnote:**							

ggf. Erläuterung zur Leistungseinschätzung

Unterschrift Fachlehrer/-in

Kenntnisnahme durch Auszubildenden

Ausbildungsnachweis Altenpflegehilfe ISBN 978-3-582-46326-5 handwerk-technik.de

Praktische Leistungsüberprüfung

Name der/des Auszubildenden: ______________________________

Datum: ______________________________

Pflegeeinrichtung: ______________________________

Schwerpunkt der praktischen Leistungsüberprüfung: ______________________________

____

(Bitte entsprechende Note ankreuzen und jeweils in der letzten Spalte als Teilnote eintragen; abschließend durch Errechnen des arithmetischen Mittels die Gesamtnote bilden; Notenwertigkeit ist im Tätigkeitsnachweisheft Seite 44 nachlesbar)	**1**	**2**	**3**	**4**	**5**	**6**	**Note**
Vorinformation über Heimbewohner / Pflegekunden anhand der Dokumentationsunterlagen							
Vorbereitung der Pflegemaßnahme							
Durchführung der Pflegemaßnahme							
Nachbereitung der Pflegemaßnahme							
Arbeitsorganisation/Ökonomie							
Verbale und non-verbale Kommunikation mit dem Heimbewohner/Pflegekunden							
Einhaltung der Hygienevorschriften							
Dokumentation bzw. Übergabe der zu dokumentierenden Informationen an die Pflegefachkraft							
Theoretische Kenntnisse							
Einschätzung der erbrachten Leistung durch den Auszubildenden in Bezug auf die Planung und den Verlauf *ggf. Erkennen und Benennen von Fehlern*							
(Summe der Teilnoten ÷10=) **Gesamtnote:**							

ggf. Erläuterung zur Leistungseinschätzung

Unterschrift Fachlehrer/-in

Kenntnisnahme durch Auszubildenden

Ausbildungsnachweis Altenpflegehilfe ISBN 978-3-582-46326-5 handwerk-technik.de

Praktische Leistungsüberprüfung

Name der/des Auszubildenden: ______________________________

Datum: ______________________________

Pflegeeinrichtung: ______________________________

Schwerpunkt der praktischen Leistungsüberprüfung: ______________________________

____

(Bitte entsprechende Note ankreuzen und jeweils in der letzten Spalte als Teilnote eintragen; abschließend durch Errechnen des arithmetischen Mittels die Gesamtnote bilden; Notenwertigkeit ist im Tätigkeitsnachweisheft Seite 44 nachlesbar)	**1**	**2**	**3**	**4**	**5**	**6**	**Note**
Vorinformation über Heimbewohner / Pflegekunden anhand der Dokumentationsunterlagen							
Vorbereitung der Pflegemaßnahme							
Durchführung der Pflegemaßnahme							
Nachbereitung der Pflegemaßnahme							
Arbeitsorganisation/Ökonomie							
Verbale und non-verbale Kommunikation mit dem Heimbewohner/Pflegekunden							
Einhaltung der Hygienevorschriften							
Dokumentation bzw. Übergabe der zu dokumentierenden Informationen an die Pflegefachkraft							
Theoretische Kenntnisse							
Einschätzung der erbrachten Leistung durch den Auszubildenden in Bezug auf die Planung und den Verlauf *ggf. Erkennen und Benennen von Fehlern*							
(Summe der Teilnoten ÷10=) **Gesamtnote:**							

ggf. Erläuterung zur Leistungseinschätzung

Unterschrift Fachlehrer/-in

Kenntnisnahme durch Auszubildenden

Ausbildungsnachweis Altenpflegehilfe ISBN 978-3-582-46326-5 handwerk-technik.de

Praktische Leistungsüberprüfung

Name der/des Auszubildenden: ______________________________

Datum: ______________________________

Pflegeeinrichtung: ______________________________

Schwerpunkt der praktischen Leistungsüberprüfung: ______________________________

____

(Bitte entsprechende Note ankreuzen und jeweils in der letzten Spalte als Teilnote eintragen; abschließend durch Errechnen des arithmetischen Mittels die Gesamtnote bilden; Notenwertigkeit ist im Tätigkeitsnachweisheft Seite 44 nachlesbar)	**1**	**2**	**3**	**4**	**5**	**6**	**Note**
Vorinformation über Heimbewohner / Pflegekunden anhand der Dokumentationsunterlagen							
Vorbereitung der Pflegemaßnahme							
Durchführung der Pflegemaßnahme							
Nachbereitung der Pflegemaßnahme							
Arbeitsorganisation/Ökonomie							
Verbale und non-verbale Kommunikation mit dem Heimbewohner/Pflegekunden							
Einhaltung der Hygienevorschriften							
Dokumentation bzw. Übergabe der zu dokumentierenden Informationen an die Pflegefachkraft							
Theoretische Kenntnisse							
Einschätzung der erbrachten Leistung durch den Auszubildenden in Bezug auf die Planung und den Verlauf *ggf. Erkennen und Benennen von Fehlern*							
(Summe der Teilnoten ÷10=) **Gesamtnote:**							

ggf. Erläuterung zur Leistungseinschätzung

Unterschrift Fachlehrer/-in

Kenntnisnahme durch Auszubildenden

Ausbildungsnachweis Altenpflegehilfe ISBN 978-3-582-46326-5 handwerk-technik.de

Praktische Leistungsüberprüfung

Name der/des Auszubildenden: ______________________________

Datum: ______________________________

Pflegeeinrichtung: ______________________________

Schwerpunkt der praktischen Leistungsüberprüfung: ______________________________

____

(Bitte entsprechende Note ankreuzen und jeweils in der letzten Spalte als Teilnote eintragen; abschließend durch Errechnen des arithmetischen Mittels die Gesamtnote bilden; Notenwertigkeit ist im Tätigkeitsnachweisheft Seite 44 nachlesbar)	**1**	**2**	**3**	**4**	**5**	**6**	**Note**
Vorinformation über Heimbewohner / Pflegekunden anhand der Dokumentationsunterlagen							
Vorbereitung der Pflegemaßnahme							
Durchführung der Pflegemaßnahme							
Nachbereitung der Pflegemaßnahme							
Arbeitsorganisation/Ökonomie							
Verbale und non-verbale Kommunikation mit dem Heimbewohner/Pflegekunden							
Einhaltung der Hygienevorschriften							
Dokumentation bzw. Übergabe der zu dokumentierenden Informationen an die Pflegefachkraft							
Theoretische Kenntnisse							
Einschätzung der erbrachten Leistung durch den Auszubildenden in Bezug auf die Planung und den Verlauf *ggf. Erkennen und Benennen von Fehlern*							
(Summe der Teilnoten ÷10=)						**Gesamtnote:**	

ggf. Erläuterung zur Leistungseinschätzung

Unterschrift Fachlehrer/-in

Kenntnisnahme durch Auszubildenden

Ausbildungsnachweis Altenpflegehilfe ISBN 978-3-582-46326-5 handwerk-technik.de

Praktikumsaufträge/Abschlussbericht

Auf den folgenden Seiten finden Sie einige Beispiele für Praktikumsaufträge, die während der Praxiseinsätze von den Auszubildenden erarbeitet werden können. Im Anschluss bieten zwei leere Vorgaben Spielraum für eigene Aufträge.

Da die Bezeichnung der Lernfelder/Unterrichtsfächer im Gegensatz zur Altenpflege nicht einer bundeseinheitlichen Festlegung unterliegt, ergibt sich die Schwierigkeit, die Lernfelder korrekt für das jeweilige Bundesland zu benennen. Bitte ergänzen Sie in den Aufträgen die bei Ihnen verwendete Bezeichnung des Lernfeldes. In der untenstehenden Übersicht ist die Benennung der Lernfelder an der Altenpflege orientiert.

Empfehlung: 2–3 Praktikumsaufträge und die Erarbeitung des Abschlussberichtes während der Ausbildungszeit

Praktikumsauftrag LF „Institutionelle und rechtliche Rahmenbedingungen beim altenpflegerischen Handeln berücksichtigen"	**Seite 77**
LF „Institutionelle und rechtliche Rahmenbedingungen beim altenpflegerischen Handeln berücksichtigen"	**Seite 78**
Praktikumsauftrag LF „Lebenswelten und soziale Netzwerke alter Menschen beim altenpflegerischen Handeln berücksichtigen"	**Seite 79**
Praktikumsauftrag LF „Lebenswelten und soziale Netzwerke alter Menschen beim altenpflegerischen Handeln berücksichtigen"	**Seite 80**
Praktikumsauftrag LF „Alte Menschen bei der Lebensraum- und Tagesgestaltung unterstützen"	**Seite 81**
Praktikumsauftrag LF „Alte Menschen bei der Lebensraum- und Tagesgestaltung unterstützen"	**Seite 82**
Praktikumsauftrag *zur freien Gestaltung*	**Seite 83**
Praktikumsauftrag *zur freien Gestaltung*	**Seite 84**
Abschlussbericht	**Seite 85**
Abschlussbericht *zur freien Gestaltung*	**Seite 86**

Praktikumsauftrag
Fachrichtung Altenpflegehilfe

Lernfeld: ______________________________

Name, Vorname: ______________________________

Klasse: ______________________________

Einsatzort: ______________________________

Abgabetermin: ______________________________

Aufgabe:

Die Heimordnung ist Bestandteil des Heimvertrages. Sie muss durch den Träger vor Vertragsabschluss der zukünftigen Bewohnerin, dem zukünftigen Bewohner ausgehändigt werden.

Stellen Sie am Beispiel Ihrer Praxiseinrichtung dar, wer an der Erstellung der Heimordnung beteiligt war und wer an ihr mitwirken kann.

Erläutern Sie, welche Grundregeln durch die Heimordnung getroffen werden und welchem Zweck sie dienen.

Schildern Sie an drei Situationen aus dem Praxiseinsatz, wie Bewohnerinnen und Bewohner sowie die Heimleitung Vorteile aus der Heimordnung ziehen.

Der Praktikumsauftrag ist am PC zu erstellen (Schriftart bzw.-größe ARIAL 12)
Denken Sie an die Vorlage der Arbeit bei Ihrer Praxisanleiterin / Ihrem Praxisanleiter.
Fehlende Unterschrift bzw. Stempel der Einrichtung ziehen Punktabzug in der Bewertung nach sich.

______________________	______________________	______________________
Unterschrift Fachlehrer/-in	Unterschrift Praxisanleiters/-in	Stempel der Einrichtung

Praktikumsauftrag
Fachrichtung Altenpflegehilfe

Lernfeld: ______________________________

Name, Vorname: ______________________________

Klasse: ______________________________

Einsatzort: ______________________________

Abgabetermin: ______________________________

Aufgabe:

Stellen Sie das Pflegeleitbild Ihrer Einrichtung vor.

Erläutern Sie anhand von drei ausgewählten Beispielen aus Ihrer täglichen Arbeit, wie die Inhalte dieses Leitbildes in der Pflege umgesetzt werden.

Der Praktikumsauftrag ist am PC zu erstellen (Schriftart bzw. -größe ARIAL 12)
Denken Sie an die Vorlage der Arbeit bei Ihrer Praxisanleiterin/Ihrem Praxisanleiter.
Fehlende Unterschrift bzw. Stempel der Einrichtung ziehen Punktabzug in der Bewertung nach sich.

______________________	______________________	______________________
Unterschrift Fachlehrer/-in	Unterschrift Praxisanleiters/-in	Stempel der Einrichtung

 Ausbildungsnachweis Altenpflegehilfe ISBN 978-3-582-46326-5 handwerk-technik.de

Praktikumsauftrag
Fachrichtung Altenpflegehilfe

Lernfeld: ____________________

Name, Vorname: ____________________

Klasse: ____________________

Einsatzort: ____________________

Abgabetermin: ____________________

Aufgabe:

Recherchieren Sie in Ihrer Einrichtung bzw. Wohngruppe über Sitten und Bräuche während der Weihnachtsfeiertage.

Berücksichtigen Sie bei der schriftlichen Bearbeitung folgende Punkte:

1. Was wird an Weihnachten aus christlicher Sicht gefeiert?
2. Erläutern Sie im Allgemeinen Bräuche und Symbole, die während der Weihnachtszeit vorhanden sind bzw. angewandt werden.
3. Welche Traditionen werden in Ihrer Einrichtung während der Advent- und Weihnachtszeit gepflegt?
4. Inwieweit werden die Bewohner in die Vorbereitung von Fest- und Feiertagen mit einbezogen?

Der Praktikumsauftrag ist am PC zu erstellen (Schriftart bzw. -größe ARIAL 12)
Denken Sie an die Vorlage der Arbeit bei Ihrer Praxisanleiterin / Ihrem Praxisanleiter.
Fehlende Unterschrift bzw. Stempel der Einrichtung ziehen Punktabzug in der Bewertung nach sich.

____________________	____________________	____________________
Unterschrift Fachlehrer/-in	Unterschrift Praxisanleiters/-in	Stempel der Einrichtung

Praktikumsauftrag
Fachrichtung Altenpflegehilfe

Lernfeld: ______________________________

Name, Vorname: ______________________________

Klasse: ______________________________

Einsatzort: ______________________________

Abgabetermin: ______________________________

Aufgabe:

Recherchieren Sie in Ihrer Einrichtung bzw. Wohngruppe über Sitten und Bräuche während der Osterfeiertage.

Berücksichtigen Sie bei der schriftlichen Bearbeitung folgende Punkte:

1. Was wird an Ostern aus christlicher Sicht gefeiert?
2. Erläutern Sie im Allgemeinen Bräuche und Symbole, die während der Osterzeit vorhanden sind bzw. angewandt werden.
3. Welche Traditionen werden in Ihrer Einrichtung während der Osterzeit gepflegt?
4. Inwieweit werden die Bewohner in die Vorbereitung von Fest- und Feiertagen mit einbezogen?

Der Praktikumsauftrag ist am PC zu erstellen (Schriftart bzw. -größe ARIAL 12)
Denken Sie an die Vorlage der Arbeit bei Ihrer Praxisanleiterin / Ihrem Praxisanleiter.
Fehlende Unterschrift bzw. Stempel der Einrichtung ziehen Punktabzug in der Bewertung nach sich.

______________________	______________________	______________________
Unterschrift Fachlehrer/-in	Unterschrift Praxisanleiters/-in	Stempel der Einrichtung

Praktikumsauftrag
Fachrichtung Altenpflegehilfe

Lernfeld: ______________________________

Name, Vorname: ______________________________

Klasse: ______________________________

Einsatzort: ______________________________

Abgabetermin: ______________________________

Aufgabe:

Führen Sie in Ihrem Wohnbereich ein Aktivierungsangebot durch. Bieten Sie den alten Menschen Möglichkeiten zum Malen, Basteln oder Backen in Vorbereitung auf das Weihnachtsfest an.

Beschreiben Sie die Vorbereitung, Durchführung und Nachbereitung des Gruppennachmittags bzw. -vormittags. Legen Sie Ihre Unterlagen zur Bestätigung dem/der Praxisanleiter/-in vor.

(Empfehlung: Angebot für ca. 3 Heimbewohner/-innen planen)

Nutzen Sie folgende Gliederung:

1. Thematik
2. Technik
3. Zielstellung
4. Vorstellung der Heimbewohner/-innen
5. Vorbereitung
   - 5.1. Vorbereitung der Einladungen
   - 5.2. Vorbereitung der äußeren Bedingungen
   - 5.3. Vorbereitung der Materialien
6. Durchführung
7. Nachbereitung
8. Auswertung

Der Praktikumsauftrag ist am PC zu erstellen (Schriftart bzw.- größe ARIAL 12)
Denken Sie an die Vorlage der Arbeit bei Ihrer Praxisanleiterin / Ihrem Praxisanleiter.
Fehlende Unterschrift bzw. Stempel der Einrichtung ziehen Punktabzug in der Bewertung nach sich.

______________________	______________________	______________________
Unterschrift Fachlehrer/-in	Unterschrift Praxisanleiters/-in	Stempel der Einrichtung

Praktikumsauftrag
Fachrichtung Altenpflegehilfe

Lernfeld: ______________________________

Name, Vorname: ______________________________

Klasse: ______________________________

Einsatzort: ______________________________

Abgabetermin: ______________________________

Aufgabe:

Führen Sie in Ihrem Wohnbereich ein Aktivierungsangebot durch. Bieten Sie den alten Menschen Möglichkeiten zum Malen, Basteln oder Backen in Vorbereitung auf das Osterfest an.

Beschreiben Sie die Vorbereitung, Durchführung und Nachbereitung des Gruppennachmittags bzw. -vormittags. Legen Sie Ihre Unterlagen zur Bestätigung dem/der Praxisanleiter/-in vor.

(Empfehlung: Angebot für ca. 3 Heimbewohner/-innen planen)

Nutzen Sie folgende Gliederung:

1. Thematik
2. Technik
3. Zielstellung
4. Vorstellung der Heimbewohner/-innen
5. Vorbereitung
   - 5.1. Vorbereitung der Einladungen
   - 5.2. Vorbereitung der äußeren Bedingungen
   - 5.3. Vorbereitung der Materialien
6. Durchführung
7. Nachbereitung
8. Auswertung

Der Praktikumsauftrag ist am PC zu erstellen (Schriftart bzw.- größe ARIAL 12)
Denken Sie an die Vorlage der Arbeit bei Ihrer Praxisanleiterin / Ihrem Praxisanleiter.
Fehlende Unterschrift bzw. Stempel der Einrichtung ziehen Punktabzug in der Bewertung nach sich.

______________________	______________________	______________________
Unterschrift Fachlehrer/-in	Unterschrift Praxisanleiters/-in	Stempel der Einrichtung

Ausbildungsnachweis Altenpflegehilfe ISBN 978-3-582-46326-5 handwerk-technik.de

Praktikumsauftrag
Fachrichtung Altenpflegehilfe

Lernfeld: ____________________

Name, Vorname: ____________________

Klasse: ____________________

Einsatzort: ____________________

Abgabetermin: ____________________

Aufgabe:

Der Praktikumsauftrag ist am PC zu erstellen (Schriftart bzw.- größe ARIAL 12)
Denken Sie an die Vorlage der Arbeit bei Ihrer Praxisanleiterin / Ihrem Praxisanleiter.
Fehlende Unterschrift bzw. Stempel der Einrichtung ziehen Punktabzug in der Bewertung nach sich.

Unterschrift Fachlehrer/-in	Unterschrift Praxisanleiters/-in	Stempel der Einrichtung

Praktikumsauftrag
Fachrichtung Altenpflegehilfe

Lernfeld: ______________________________

Name, Vorname: ______________________________

Klasse: ______________________________

Einsatzort: ______________________________

Abgabetermin: ______________________________

Aufgabe:

____

____

____

____

____

____

____

____

____

____

____

Der Praktikumsauftrag ist am PC zu erstellen (Schriftart bzw.- größe ARIAL 12)
Denken Sie an die Vorlage der Arbeit bei Ihrer Praxisanleiterin/Ihrem Praxisanleiter.
Fehlende Unterschrift bzw. Stempel der Einrichtung ziehen Punktabzug in der Bewertung nach sich.

______________________	______________________	______________________
Unterschrift Fachlehrer/-in	Unterschrift Praxisanleiters/-in	Stempel der Einrichtung

Ausbildungsnachweis Altenpflegehilfe ISBN 978-3-582-46326-5 handwerk-technik.de

Abschlussbericht
Fachrichtung Altenpflegehilfe

Name, Vorname: ____________________

Klasse: ____________________

Einsatzort: ____________________

Abgabetermin: ____________________

Aufgabe:

Beschreiben Sie Ihre Aufgaben bei der Vorbereitung, Durchführung und Nachbereitung der Körperpflege, des Bettens und der notwendigen Prophylaxen bei einem Bewohner Ihrer Wahl.

Erläutern Sie, wie Sie bei Ihren täglichen Tätigkeiten darauf achten, dass Ihr passiver Bewegungsapparat (insbesondere die Wirbelsäule) keinen Schaden nimmt.

Begründen Sie diese Verhaltensweisen.

Der Praktikumsauftrag ist am PC zu erstellen (Schriftart bzw. -größe ARIAL 12)
Denken Sie an die Vorlage der Arbeit bei Ihrer Praxisanleiterin/Ihrem Praxisanleiter.
Fehlende Unterschrift bzw. Stempel der Einrichtung ziehen Punktabzug in der Bewertung nach sich.

Unterschrift Fachlehrer/-in	Unterschrift Praxisanleiters/-in	Stempel der Einrichtung

Abschlussbericht
Fachrichtung Altenpflegehilfe

Name, Vorname: ______________________________

Klasse: ______________________________

Einsatzort: ______________________________

Abgabetermin: ______________________________

Aufgabe:

____

____

____

____

____

____

____

____

____

____

____

Der Praktikumsauftrag ist am PC zu erstellen (Schriftart bzw.- größe ARIAL 12)
Denken Sie an die Vorlage der Arbeit bei Ihrer Praxisanleiterin / Ihrem Praxisanleiter.
Fehlende Unterschrift bzw. Stempel der Einrichtung ziehen Punktabzug in der Bewertung nach sich.

______________________________	______________________________	______________________________
Unterschrift Fachlehrer/-in	Unterschrift Praxisanleiters/-in	Stempel der Einrichtung

Ausbildungsnachweis Altenpflegehilfe ISBN 978-3-582-46326-5 handwerk-technik.de

Bescheinigung der Pflegeeinrichtungen über die ordnungsgemäße Durchführung der praktischen Ausbildungsabschnitte

Zeitraum	Pflegeeinrichtung und Wohnbereich	Unterschrift des/der Praxisanleiters/-in	Stempel der Pflegeeinrichtung

Kurzeinschätzung des Ausbildungsverlaufes durch die Auszubildenden/den Auszubildenden

Name der/des Auszubildenden: ______________________________

Klasse: ______________________________

Die Ausbildung zur Altenpflegehelferin/zum Altenpflegehelfer entsprach/entsprach nicht* meinen Vorstellungen. Begründung:

____

____

____

____

** (Zutreffendes bitte markieren)*

Diese positiven Erlebnisse während der Praktika werden meinen weiteren beruflichen Werdegang sicher beeinflussen:

____

____

____

____

Diese negativen Erlebnisse während der Praktika werden meinen weiteren beruflichen Werdegang sicher beeinflussen:

____

____

____

____

Meine beruflichen Pläne nach der Ausbildung sind…

____

____

____

____